Tiphaine Cavey

La Consignation dans l'industrie pharmaceutique à travers le Phenol

Tiphaine Cavey

La Consignation dans l'industrie pharmaceutique à travers le Phenol

La Consignation

Presses Académiques Francophones

Impressum / Mentions légales
Bibliografische Information der Deutschen Nationalbibliothek: Die Deutsche Nationalbibliothek verzeichnet diese Publikation in der Deutschen Nationalbibliografie; detaillierte bibliografische Daten sind im Internet über http://dnb.d-nb.de abrufbar.
Alle in diesem Buch genannten Marken und Produktnamen unterliegen warenzeichen-, marken- oder patentrechtlichem Schutz bzw. sind Warenzeichen oder eingetragene Warenzeichen der jeweiligen Inhaber. Die Wiedergabe von Marken, Produktnamen, Gebrauchsnamen, Handelsnamen, Warenbezeichnungen u.s.w. in diesem Werk berechtigt auch ohne besondere Kennzeichnung nicht zu der Annahme, dass solche Namen im Sinne der Warenzeichen- und Markenschutzgesetzgebung als frei zu betrachten wären und daher von jedermann benutzt werden dürften.

Information bibliographique publiée par la Deutsche Nationalbibliothek: La Deutsche Nationalbibliothek inscrit cette publication à la Deutsche Nationalbibliografie; des données bibliographiques détaillées sont disponibles sur internet à l'adresse http://dnb.d-nb.de.
Toutes marques et noms de produits mentionnés dans ce livre demeurent sous la protection des marques, des marques déposées et des brevets, et sont des marques ou des marques déposées de leurs détenteurs respectifs. L'utilisation des marques, noms de produits, noms communs, noms commerciaux, descriptions de produits, etc, même sans qu'ils soient mentionnés de façon particulière dans ce livre ne signifie en aucune façon que ces noms peuvent être utilisés sans restriction à l'égard de la législation pour la protection des marques et des marques déposées et pourraient donc être utilisés par quiconque.

Coverbild / Photo de couverture: www.ingimage.com

Verlag / Editeur:
Presses Académiques Francophones
ist ein Imprint der / est une marque déposée de
AV Akademikerverlag GmbH & Co. KG
Heinrich-Böcking-Str. 6-8, 66121 Saarbrücken, Deutschland / Allemagne
Email: info@presses-academiques.com

Herstellung: siehe letzte Seite /
Impression: voir la dernière page
ISBN: 978-3-8381-7638-3

Université de CAEN

U.F.R. des Sciences Pharmaceutiques | **2010**

SERIE N°

THESE

pour le

DIPLOME D'ETAT

DE DOCTEUR EN PHARMACIE

par

Tiphaine CAVEY

présentée et soutenue publiquement le 17 décembre 2010

La *Consignation* dans l'Industrie Pharmaceutique

à travers un exemple : le Phénol

PRESIDENT

Monsieur Pierre TOURE,

Professeur de Pharmacie Galénique à la faculté de Pharmacie de Caen

MEMBRES DU JURY

Monsieur Jean-Marie GAZENGEL,

Doyen de la faculté de Pharmacie de Caen,

Monsieur François SICHEL,

Professeur de Toxicologie à la faculté de Pharmacie de Caen

Monsieur Frédéric BARTHE,

Pharmacien, Industrie du médicament

Université de CAEN

U.F.R. des Sciences Pharmaceutiques | **2010**

SERIE N°

THESE

pour le

DIPLOME D'ETAT

DE DOCTEUR EN PHARMACIE

par

Tiphaine CAVEY

présentée et soutenue publiquement le 17 décembre 2010

**La *Consignation* dans l'Industrie Pharmaceutique
à travers un exemple : le Phénol**

PRESIDENT

Monsieur Pierre TOURE,

Professeur de Pharmacie Galénique à la faculté de Pharmacie de Caen

MEMBRES DU JURY

Monsieur Jean-Marie GAZENGEL,

Doyen de la faculté de Pharmacie de Caen,

Monsieur François SICHEL,

Professeur de Toxicologie à la faculté de Pharmacie de Caen

Monsieur Frédéric BARTHE,

Pharmacien, Industrie du médicament

REMERCIEMENTS

Je tiens à exprimer tout d'abord mes remerciements aux membres du jury, qui ont accepté d'évaluer mon travail de thèse.

Merci à Mr Pierre TOURE, Professeur de Galénique à l'UFR des Sciences Pharmaceutiques de Caen, d'avoir accepté de présider le jury de cette thèse, et également de m'avoir apporté les connaissances nécessaires à mon développement futur dans le domaine pharmaceutique et de m'avoir donné les bases pour mon envol dans le monde industriel.

Merci à Jean-Marie GAZENGEL, Doyen de l'UFR des Sciences Pharmaceutiques de Caen, pour le suivi de mon parcours tout au long de ses études, pour son aide dans le choix de mon Master, pour sa disponibilité, sa bonne humeur. Un grand merci pour le soutien qu'il nous a apporté lors de nos mandats au sein de l'Association Corporative des Etudiants en Pharmacie de Caen, sans lequel beaucoup de choses auraient été impossibles.

Merci à Monsieur François SICHEL d'avoir accepté dans l'urgence de faire partie de mon jury de thèse ainsi que de sa disponibilité et de sa présence tout au long de mes études pharmaceutiques.

Merci, tout particulièrement, à Frédéric BARTHE, Pharmacien Industriel qui a été mon maître de stage pendant 8 mois, d'avoir accepté d'effectuer le suivi pédagogique de ma thèse en tant que maître de thèse. Je tiens également à le remercier pour toutes les connaissances qu'il m'a apportées, au dépend de son temps, pour son exigence et ses remises en question permanentes, pour ses annulations de réunion, pour m'avoir laissé prendre des initiatives…et bien entendu, pour sa patience.

Je souhaiterais remercier toute l'équipe de la Pharmacie de la Halle au blé d'Alençon, de m'avoir donné ma chance et de m'avoir gardée tout au long de mes études. Alors, merci Mr et Mme Billouin, merci Carole, Alex, Manu, Virginie…

Je tiens à remercier tous mes amis que je ne pourrai pas tous citer ici mais le cœur y est !

Merci en particulier à six d'entre eux :

Morgane, tu m'as suivi pendant une bonne partie de mes études, on a fait énormément de choses ensembles (je te laisse t'en souvenir…) et au final quelle réussite ! Merci pour ton soutien au quotidien mais surtout, surtout, surtout de m'avoir supportée…

Marine, quoi dire ?? Deux années pleines de rebondissements au sein de cette corpo, je sais que cela m'a forgée et que si j'en suis là c'est en grande partie grâce à toi !! Le soutien mutuel que l'on s'est apporté à été très fructueux avec une belle réussite à la clé (un magnifique gala 2008 si mes souvenirs sont bons…) ; alors Merci infiniment et Viva la vida !!!!

Arnaud, je pense que tu ne t'attends pas à ça mais j'espère que ça te fera plaisir… je tiens à te remercier tout simplement pour ta présence au quotidien ainsi que pour les engueulades qui ont rythmées notre vie étudiante !!!

2

Par ailleurs, Merci à mes amis Lyo-rennais : Guillaume, Hélène et Marion, pour leurs « ounts, ounts, ounts de soirées crêpettes délirantes » et leur esprit de « cousins machins » restez comme vous êtes !!!

Un énorme merci à ma famille :

A mes parents pour leur soutien permanent, je pense que je n'arriverai jamais à les remercier assez…et, bien entendu, je n'aurai jamais rien fait sans eux !!! Alors Maman, merci de m'avoir poussée dès la maternelle, et Papa, merci pour le quotidien !

A Jeff et Alex, pour m'avoir permis et me permettre encore de jouer le rôle de petite sœur ainsi que d'avoir toujours cru en moi « Nous on est sûrs que tu n'iras pas au rattrapage, on est sûrs que tu auras ton année, on est sûrs qu'ils t'embaucheront, on est sûrs que tu auras un CDI… ». Alors merci car cela a toujours fonctionné !

Pour finir, Merci à Laurent, qui va détester cette « cace-dédi », pour ta présence, ta bonne humeur-meur-meur-meur-meur… et surtout tes blagues tellement mauvaises !!!!

TABLE DES MATIERES

LISTE DES ABREVIATIONS

A : Ampère

BLEVE : Boiling liquid expanding vapor explosion

CA : Colonne d'attaque

CAS : Chemical Abstract Service

CO$_2$: Dioxyde de carbone

CoQ : Coenzyme Q

CRAM : Caisse régionale d'assurance maladie

CS : Colonne de sécurité

dB : Décibel

DREAL : Direction régionale de l'environnement, de l'aménagement et du logement

DRIRE : Direction régionale de l'industrie, de la recherche et de l'environnement

EINECS : European Inventory of Existing Chemical Substances

EIT : Engineering Industrial Technology

EPC : Equipement de protection collective

EPI : Equipement de protection individuelle

GOP : Gestionnaire d'outils de Production

GPL : Gaz de pétrole liquéfié

H$^+$: Ion oxonium ou hydronium

HS : Hors service

HSES : Hygiène Sécurité Environnement et Sureté

HTLV : Human T-lymphotropic virus

INRS : Institut national de recherche et de sécurité

mSv : Milli-sievert

NADH : Nicotinamide Adénine Dinucléotide

NEP : Nettoyage en place

O_2 : Dioxygène

$O2^{\cdot-}$: Ion superoxyde

OAP : Oedème aigu du poumon

OH^- : Ion hydroxyde

PEG 400 : Polyéthylène glycol 400

pH : Potentiel hydrogène

ppm : Partie par million

PSM : Poste de sécurité microbiologique

QH_2 : Coenzyme Q sous forme réduite

RMN : Résonance Magnétique Nucléaire

SCC : Système contrôle commande

TAR : Tour aéroréfrigérante

V : Volt

VAT : Vérificateur d'absence de tension.

INTRODUCTION

Depuis quelques dizaines d'années, la Sécurité dans l'Industrie Pharmaceutique s'est améliorée grâce à des méthodes d'analyse de risques, de gestion de la Sécurité et d'innovations en terme technique. Cependant, le nombre d'accidents reste encore très élevé, ce qui peut être expliqué par plusieurs éléments tels que :

- L'augmentation des volumes de Production et de la taille des Industries

- La concurrence par choix stratégique au détriment de la protection

- La pression des autorités de Santé

- Le développement de l'automatisation

- La modernisation et la complexité des équipements

- Le turn-over permanent des employés et intérimaires, diminuant le niveau d'alerte du personnel

- Le manque de temps dédié à la formation

Les premiers accidents recensés concernent surtout la toxicité des principes actifs qui correspond à la base de l'Industrie Pharmaceutique.

Ces paramètres entraînent donc une réglementation, en terme de Sécurité, de plus en plus rigide.

Dans ce contexte précis, de nombreux projets se mettent en place dans les Industries pour pallier au manque de Sécurité et répondre aux exigences.

Dans un premier temps, la gestion de risques fait partie d'un cheminement classique lors d'installations de nouveaux équipements par exemple.

Dans un deuxième temps, lorsque cela n'est pas suffisant, certaines méthodes se mettent en place comme la consignation des équipements ou des locaux, que je vous développerai en détail dans cette thèse.

La consignation constitue une succession d'opérations destinées à assurer la protection des personnes et des installations contre les conséquences d'un maintien accidentel ou d'un retour intempestif d'énergie sur un équipement.

Ainsi, je commencerai tout d'abord par une première partie sur le Phénol qui était le cœur de mon projet de consignation.

Puis, je présenterai, par la suite, une partie sur la Sécurité dans l'Industrie Pharmaceutique et je finirai par le concept de la consignation avec l'exemple du Phénol pour l'illustrer.

CHAPITRE 1 : LES PHÉNOLS

1.1 Généralités

Les Phénols sont des dérivés hydroxylés du benzène et de ses homologues : ils comportent un groupement hydroxyle (OH) lié à l'un des carbones du cycle benzénique et sont à l'origine de multiples molécules et polymères[44].

La molécule la plus simple appelée « Phénol » est composée uniquement d'un cycle aromatique benzénique et d'une fonction hydroxyle.

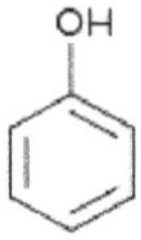

Figure 1 : Formule développée du Phénol[2]

Le Phénol est également dénommé : « acide phénique », « acide carbolique » ou encore « hydroxybenzène »[46].

Ce sont des alcools aromatiques qui proviennent des végétaux et peuvent s'assembler en polyphénols[20].

14

[2]. **Aromacopa.** Phénol. *Aromacopa.* [En ligne] 2009. www.aromacopa.com.

[20]. **Gomez, G.** Les Phénols. *ABECEDAIRE de chimie organique.* [En ligne] 2010.

[44] **Maler, A.L.** Les Phénols. [Thèse]. St Etienne : s.n., 1997. p. 1.

[46] **Maler, A.L.** Les Phénols. [Thèse]. St Etienne : s.n., 1997. p. 7.

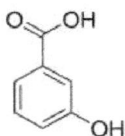

Acide Phénol

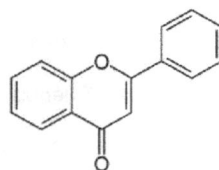

Flavone

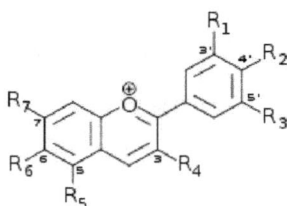

Dérivés Anthocyanes

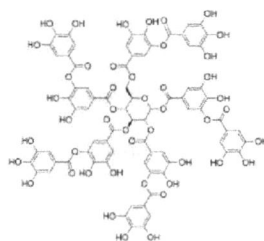

Dérivé du tanin

Figure 2 : Catégories de phénol[20]

Le Phénol présente les deux formes tautomères « céto » et « énol ». Le système π du système benzénique se recouvre avec une orbitale p occupée située sur l'atome d'oxygène, ce qui se traduit par une délocalisation. Ceci entraine une structure énolique (instable en temps normal chez les « énols ») ; stable car le caractère aromatique de leur noyau benzénique est conservé[60].

15

[20]. **Gomez, G.** Les Phénols. *ABECEDAIRE de chimie organique*. [En ligne] 2010.

[60]. **Peter, K. Vollhardt, C. Schore, N.E.** *Traité de Chimie organique*. [éd.] De Boeck Université. 4e édition. 2004. Pp.975-976.

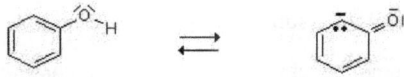

Forme « énol »   **Forme « céto »**

Figure 3 : Formes tautomères du Phénol[62]

1.1.1 Nomenclature

Chaque substance chimique est définie par plusieurs numérotations :

- CAS (Chemical Abstract Service)[11]

- EINECS (European Inventory of Existing Chemical Substances) ou CE[64]

- Index pour les substances dangereuses[17]

L'identification du Phénol est donc la suivante :

N° CAS : 108-95-2
N° CE (EINECS) : 203-632-7
N° Index : 604-001-00-2

Ar-OH

Figure 4 : Formule générale des Phénols

16

[11]. **CSST.** Numéro CAS. *Comission de la Santé et de la Sécurité au travail.* [En ligne] 2010. http://www.reptox.csst.qc.ca.

[17].**Environnement Dictionnaire**. Numéro index. *Dictionnaire environnement.* [En ligne] 2010. http://www.dictionnaire-environnement.com

[62]. **Peter, K. Vollhardt, C. Schore, N.E.** *Traité de Chimie organique.* [éd.] De Boeck Université. 4e édition. 2004. p. 1000.

[64]. **Quebec, Réseau de recherche en Santé et Sécurité au.** Numéro EINECS. 2009..

Selon les groupements substituant et leur place sur le cycle, les phénols présentent une nomenclature et des propriétés différentes.

Quelques exemples :

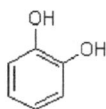

Catéchol

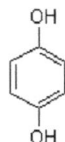

Hydroquinone

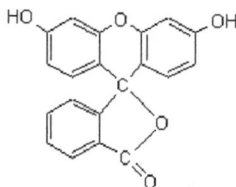

Fluorescéine

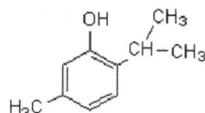

Thymol

Figure 5 : Exemples de Phénols[20]

1.1.2 Structure

Sa formule brute est C_6H_6O ou C_6H_5OH.

Le Phénol est un solide blanchâtre hydrosoluble, obtenu par distillation de la houille ou par synthèse à partir du benzène[44].

17

[20] **Gomez, G.** Les Phénols. *ABECEDAIRE de chimie organique.* [En ligne] 2010.

[44] **Maler, A.L.** Les Phénols. [Thèse]. St Etienne : s.n., 1997. p. 1.

Il est représenté sous forme moléculaire de la manière suivante :

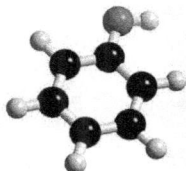

Figure 6 : Structure moléculaire du phénol[26]

1.2 Propriétés des Phénols

1.2.1 Propriétés Acido-basiques

D'une part, le phénol présente un caractère remarquablement acide dû à la charge négative de l'ion phénoxyde. D'autre part, la fonction hydroxyle présente un caractère faiblement basique ; les phénols peuvent être protonnés par les acides.

Ainsi, le groupe hydroxyle présente un caractère ampholyte.

Acidité

Le pKa du couple phénol/phénolate est de 9,9[16].

Il est déprotoné par la soude (pKa OH^-/H_2O = 14) pour donner une solution de phénolate de sodium[16]

18

[16]. **Dupuis, G.** Cours de chimie générale et organique. *Faidherbe.* [En ligne] 2001. http://www.faidherbe.org.

[26]. **Harrison, K.** Phénol. *3D Chem.* [En ligne] 1998. http://www.3dchem.com.

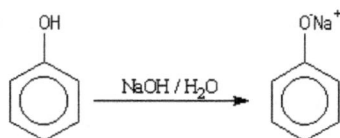

Figure 7 : Réaction de déprotonation du Phénol[16]

D'une façon générale, les phénols sont beaucoup plus acides que les alcools grâce à leur stabilisation par résonance. La charge négative dispersée dans le cycle, est mieux supportée par la structure et la stabilisation qui en résulte est à l'origine de la diminution de la basicité[16].

On peut rendre compte de cette propriété en écrivant les formes mésomères suivante :

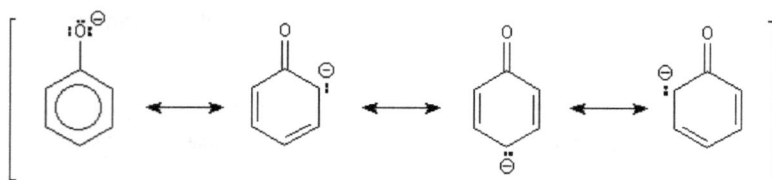

Figure 8 : Stabilisation par résonance du Phénol[16]

Les charges négatives apparaissent sur les atomes de carbone en position ortho et para. L'acidité est accrue par la présence de groupes attracteurs sur le cycle[16].

---

19   [16]. **Dupuis, G.** Cours de chimie générale et organique. *Faidherbe.* [En ligne] 2001. http://www.faidherbe.org.

Basicité

Les phénols sont des bases beaucoup plus faibles que les alcools dont le pKa $(PhO^+H_2/PhOH)$ = -7[16].

On peut l'interpréter par une protonation de l'oxygène beaucoup plus difficile que chez les alcools du fait de la délocalisation du doublet[16].

1.2.2 Propriétés physiques

A 20°C, le phénol se présente sous forme de cristaux en aiguilles incolores ou blanchâtres. Cependant, il peut se colorer en présence d'impuretés. Ce dernier est hygroscopique avec une odeur âcre et douce. Il est peu volatil et peu soluble dans l'eau (80g/L d'eau) à 25°C mais l'est totalement à 65°C ; par ailleurs, il est très soluble dans de nombreux solvants organiques (éthanol, acétone, oxyde de diéthyle…)[46].

Principales caractéristiques[4]:

- Poids moléculaire : 94.11g/mol
- Masse volumique : $1.073g.cm^{-3}$
- Point de fusion : 43°C
- Point d'ébullition : 182°C sous pression atmosphérique

[4]. **Bonnard, N. Brondeau, M.T. Jargot, D. Lafon, D. Miraval, S. Schneider, O.** Fiche toxicologique du phénol. *Inrs.* [En ligne] 1997. http://www.inrs.fr.

[16]. **Dupuis, G.** Cours de chimie générale et organique. *Faidherbe.* [En ligne] 2001. http://www.faidherbe.org.

[46]. **Maler, A.L.**. Les Phénols. [Thèse]. St Etienne : s.n., 1997. p. 7.

- Point éclair : 80°C

- Température d'auto-inflammation : 715°C

- Limites d'explosivité : 1,5 à 10% du volume dans l'air

- Pression de vapeur saturante : 47 Pa à 20°C

1.2.2.1   Spectre infra-rouge

En solution dans un solvant apolaire, on observe un pic à 3610cm^{-1}. Il s'agit de la vibration d'élongation de la liaison O-H libre.

Pour le composé pur, on observe une bande large comprise entre 3200 cm^{-1} et 3400 cm^{-1}. Il s'agit des liaisons O-H associées par liaison hydrogène intermoléculaire[16].

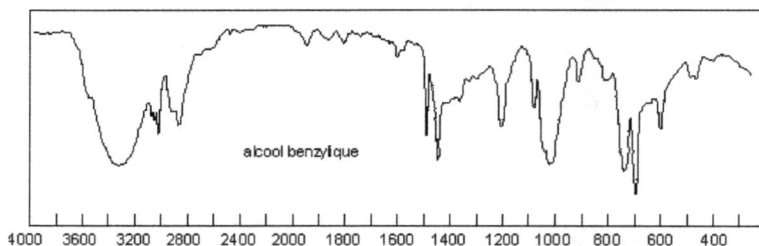

Figure 9 : Spectre IR du Phénol[39]

21   [16]. **Dupuis, G.** Cours de chimie générale et organique. *Faidherbe.* [En ligne] 2001. http://www.faidherbe.org..

[39]. **Lapierre, D. Gaudreault, C.** Caractéristiques spectrales des Alcools, Phénols et Thiols. *Cheneliere Education.* [En ligne] 2008. www.cheneliere.info.

1.2.2.2   Spectre ultra-violet

Le phénol absorbe dans l'ultraviolet. Ses solutions sont incolores. La déprotonation et le passage à l'ion phénolate provoquent un effet *bathochrome* (déplacement de la bande d'absorption vers les grandes longueurs d'onde) et *hyperchrome* (renforcement de l'intensité de l'absorption)[16].

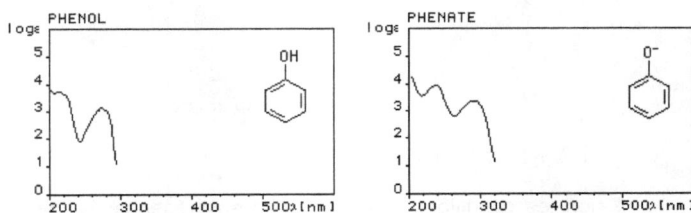

Figure 10 : Spectre UV du Phénol et du Phénate[16]

1.2.2.3   Spectre de Résonance Magnétique Nucléaire

Les Phénols produisent des spectres RMN, différents des alcools aliphatiques ou cycliques en raison du cycle aromatique. Les hydrogènes se voient très déblindés (champ faible, déplacement chimique important). Or, le groupement hydroxyle est un groupe activant sur le cycle aromatique et crée un léger effet blindant. De ce fait, les hydrogènes, qui devraient avoir un déplacement chimique de 7.27 ppm, ont un signal qui apparaît plutôt à 6.87 ppm[39].

22

[16]. **Dupuis, G.** Cours de chimie générale et organique. *Faidherbe.* [En ligne] 2001. http://www.faidherbe.org..

[39]. **Lapierre, D. Gaudreault, C.** Caractéristiques spectrales des Alcools, Phénols et Thiols. *Cheneliere Education.* [En ligne] 2008. www.cheneliere.info.

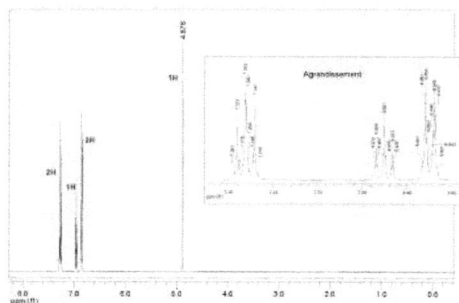

Figure 11 : Spectre RMN du Phénol[39]

1.2.3 Propriétés chimiques

Selon les conditions et les produits en présence, le Phénol peut se transformer en divers éléments[47]:

- Il se décompose complètement, à 800°C, en carbone, hydrogène et monoxyde de carbone

- Il provoque une réaction violente explosive avec les oxydants puissants et l'hypochlorite de calcium

- Il se réduit en benzène, en présence de zinc

- Il se condense avec les aldéhydes et les cétones

- Il peut attaquer, à chaud et sous forme liquide, l'aluminium, le magnésium, le plomb et le zinc.

23

[39]. **Lapierre, D. Gaudreault, C.** Caractéristiques spectrales des Alcools, Phénols et Thiols. *Cheneliere Education.* [En ligne] 2008. www.cheneliere.info.

[47]. **Maler, A.L.**. Les Phénols. [Thèse]. St Etienne : s.n., 1997. p. 8.

1.2.3.1   Réactions de preparation

Principalement, une méthode est utilisée pour la production industrielle de phénol ; il s'agit de la méthode de Hock qui comporte trois phases[16] :

- Alkylation du benzène avec du propène (ou 2-chloropropane) pour former de l'isopropylbenzène

- Oxydation du cumène donnant naissance à du tert-hydroperoxyde,

- Obtention du phénol.

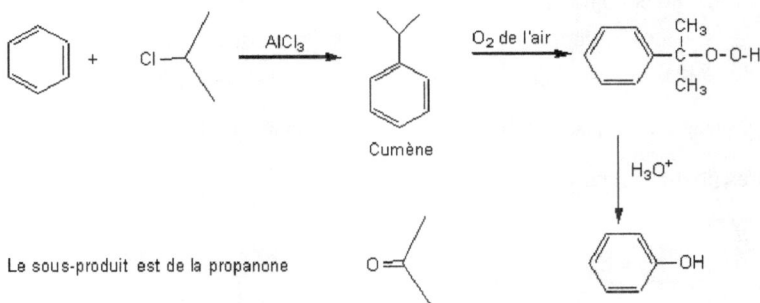

Figure 12 : Procédé de préparation de Hock[16]

Ce procédé est particulièrement avantageux en terme de coût des réactifs (ici O_2 de l'air) et de valorisation des sous-produits. Le produit intermédiaire est l'hydroperoxyde de cumène.

Le phénol est produit aujourd'hui à plus de 85 % à travers cette synthèse à partir du cumène.

---

24   [16]. **Dupuis, G.** Cours de chimie générale et organique. *Faidherbe*. [En ligne] 2001. http://www.faidherbe.org..

Son avantage réside dans :

- Sa simplicité de mise en œuvre
- Son bon rendement (90 %)
- L'obtention de phénol et acétone à partir du cumène et la valorisation des sous-produits
- Le coût des réactifs.

La réaction est de type radicalaire. Le radical benzylique formé possède une certaine stabilité.

Un procédé plus ancien consistait à effectuer la fusion alcaline d'un sel d'acide sulfonique. Ce procédé est toujours utilisé mais pour la synthèse des autres phénols et non du benzophénol[16].

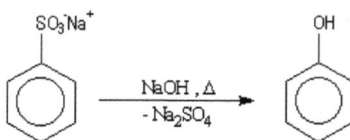

Figure 13 : Procédé de préparation du Phénol par fusion alcaline d'un sel d'acide sulfonique[16]

---

[16]. **Dupuis, G.** Cours de chimie générale et organique. *Faidherbe.* [En ligne] 2001. http://www.faidherbe.org..

1.2.4 Propriétés physiologiques

Les Phénols constituent un polluant urbain et domestique (gaz d'échappement automobile, fumée de cigarette…), un métabolite d'oxydation du benzène retrouvé dans les urines des sujets exposés et un produit du métabolisme humain physiologique.

1.2.4.1 Réduction de l'oxygène en eau

Les ubiquinones, dérivées du Phénol, sont des médiateurs biochimiques qui permettent de réduire l'oxygène en eau. Ils sont aussi appelés Coenzyme Q[61].

Un système enzymatique faisant intervenir le NADH permet de réduire la CoQ en QH_2.

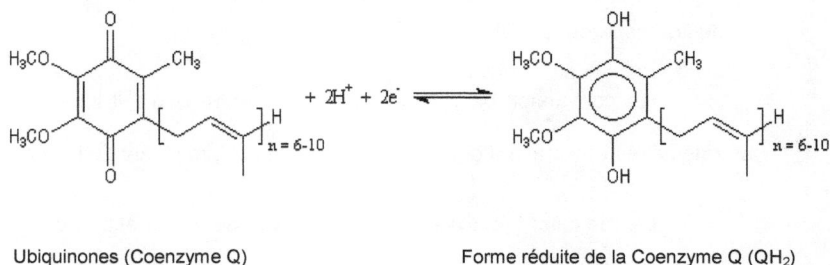

Ubiquinones (Coenzyme Q)   Forme réduite de la Coenzyme Q (QH_2)

Figure 14 : Réduction du coenzyme Q[61]

[61]. **Peter, K. Vollhardt, C. Schore, N.E.**. *Traité de Chimie organique*. [éd.] De Boeck Université. 4e édition. 2004. p. 999.

QH$_2$ participe à une chaîne de réactions d'oxydo-réduction où interviennent des protéines transporteuses d'électrons (contenant du fer) appelées cytochromes. La réduction du Fe^{3+} en Fe^{2+} dans le cytochrome b par QH$_2$ amorce une séquence de transferts d'électrons qui mettent en jeu 6 protéines différentes. La réaction s'achève avec la réduction d'O2 en eau.

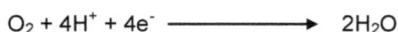

$$O_2 + 4H^+ + 4e^- \longrightarrow 2H_2O$$

Figure 15 : Réduction de l'oxygène en eau[61]

L'ubiquinone intervient dans la chaîne respiratoire en tant que transporteur d'équivalents réducteurs (réduits lors du cycle de Krebs).

1.2.4.2   Protection des membranes cellulaires

Certains dérivés du phénol protègent les membranes cellulaires vis-à-vis des dommages oxydatifs[62].

La conversion biochimique de l'oxygène en eau fait intervenir divers intermédiaires comprenant des ions superoxyde, O2$^{\cdot -}$, résultant de l'apport :

- De radicaux hydroxyle $\cdot$OH, qui apparaissent à la suite de la scission de H$_2$O$_2$

- D'un électron surnuméraire

27 | [61]. **Peter, K. Vollhardt, C. Schore, N.E.**. *Traité de Chimie organique*. [éd.] De Boeck Université. 4e édition. 2004. p. 999.

[62]. **Peter, K. Vollhardt, C. Schore, N.E.**. *Traité de Chimie organique*. [éd.] De Boeck Université. 4e édition. 2004. p. 1000.

Ces deux entités sont très réactionnelles et peuvent entraîner des réactions dommageables pour les molécules organiques d'intérêt biologique.

Cette réaction présente 3 phases[62]:

- Une étape d'amorçage

- Deux étapes de propagation (aboutissant à un lipide hydropéroxydé).

Par exemple, les phénols peuvent éviter l'interaction des lipides membranaires insaturés avec les protéines composants les membranes cellulaires, en se fixant eux-mêmes aux lipides.

1.2.5 Phénomène de transformation du Phénol
1.2.5.1   Absorption

Le Phénol est absorbé par voies orale, inhalatoire ou cutanée. A titre d'exemple[4]:

- Une concentration inhalée de 6 à 20mg/m^3 est absorbée de 60 à 80%.

- Du phénol déposé sur l'avant-bras est absorbé de façon constante pendant une heure (0.08mg/cm²/h) puis le taux d'absorption augmente avec la dose (environ 13% de la dose absorbée en 30 mn).

28

[4]. **Bonnard, N. Brondeau, M.T. Jargot, D. Lafon, D. Miraval, S. Schneider, O.** Fiche toxicologique du phénol. *Inrs*. [En ligne] 1997. http://www.inrs.fr.

[62]. **Peter, K. Vollhardt, C. Schore, N.E.** *Traité de Chimie organique.* [éd.] De Boeck Université. 4e édition. 2004. p. 1000.

1.2.5.2   Distribution

Le Phénol est rapidement distribué dans tout l'organisme avec des concentrations supérieures à celles du sérum dans le foie, la rate, les reins et les surrénales[4].

1.2.5.3   Métabolisation

Le Phénol pénètre rapidement dans l'organisme et par toutes les voies. Le Phénol a une distribution tissulaire large avec une demi-vie plasmatique de l'ordre de 3-4h. Il se conjugue à 90% en dérivés sulfoconjugués et glucuroconjugués dans le foie et le tractus gastro-intestinal. L'intestin est un important site d'inactivation par conjugaison et de manière plus importante que le foie[4]. L'importance et la nature de ce métabolisme dépendent de :

- La dose

- La voie d'entrée

- Le régime alimentaire

- L'état général

Il s'agit d'un métabolisme saturable. Par ailleurs, il existe également une voie mineure de métabolisation   : qui se produit selon la réaction suivante :

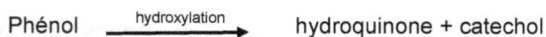

$$\text{Phénol} \xrightarrow{\text{hydroxylation}} \text{hydroquinone + catechol}$$

Figure 16 : Voie mineure de métabolisation du Phénol[4]

---

 [4]. **Bonnard, N. Brondeau, M.T. Jargot, D. Lafon, D. Miraval, S. Schneider, O.** Fiche toxicologique du phénol. *Inrs.* [En ligne] 1997. http://www.inrs.fr.

Polymères

Biphénol   Peroxydase   Diphénylquinone

Peroxydase

OH

Phénol-glucuronide   Glucuronyl transférase   Sulfotransférase   Phénol-sulfate

Phénol

Conjugué glutathion

Conjugué sulfate et glucuronide   Sulfotransférase   Glucuronyl transférase

Sulfotransférase   Conjugué sulfate et glucuronide
Glucuronyl transférase

Peroxydase

Catéchol   Hydroquinone

Cyt P450 2E1   Cyt P450 2E1

Conjugué sulfate et glucuronide   Sulfotransférase   Glucuronyl transférase

Benzoquinone

Trihydroxybenzène

------► Métabolisation in vitro
———► Métabolisation in vivo
Métabolites urinaires

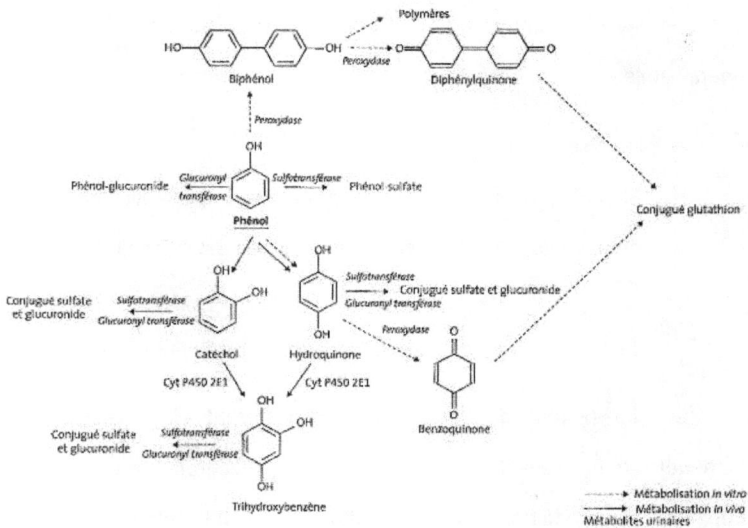

Figure 17 : Métabolisme du Phénol[4]

1.2.5.4   Elimination

Elle se fait rapidement (en 24h) par voie rénale principalement (à 90%) sous ces formes[49]:

- Dérivés conjugués

[4]. Bonnard, N. Brondeau, M.T. Jargot, D. Lafon, D. Miraval, S. Schneider, O. Fiche toxicologique du phénol. Inrs. [En ligne] 1997. http://www.inrs.fr.

[49]. Maler, A.L. Les Phénols. [Thèse]. St Etienne : s.n., 1997. p. 11.

Par exemple, pour une administration orale de 0.1mg/kg, 93% de la dose est excrétée dans les urines après 24 heures à hauteur de 77% sous forme de phénol sulfate et 16% sous forme de phénol glucuronide.

- Dérivés oxydés
- Phénol libre si la dose absorbée est importante (proportionnelle à l'intensité de l'exposition) dose absorbée est importante.

Les manifestations toxiques sont dues au Phénol libre.

La plupart du temps les phénols sont éliminés sous forme de diphénols qui peuvent ensuite subir une glucurono ou sulfoconjugaison hépatique. Le produit principal de transformation est l'acide phényl-sulfurique qui s'élimine dans les urines à l'état de phénylsulfates alcalins[4].

1.2.6 Utilisations du Phénol
1.2.6.1 Pluridisciplinaire

Le Phénol est utilisé dans différents domaines et notamment comme important intermédiaire de synthèse des produits suivants[48]:

- Le raffinage des pétroles
- L'industrie des matières plastiques (résines phénoplastes, résines époxy...)
- L'industrie des fibres synthétiques

31

[4]. **Bonnard, N. Brondeau, M.T. Jargot, D. Lafon, D. Miraval, S. Schneider, O.** Fiche toxicologique du phénol. *Inrs.* [En ligne] 1997. http://www.inrs.fr..

[48]. **Maler, A.L.** Les Phénols. [Thèse]. St Etienne : s.n., 1997. pp. 8-9-10.

- L'industrie pharmaceutique (médicaments, antiseptique à usage externe...)
- Nettoyants ménagers et industriels (détergents, désinfectants...)
- Explosifs
- Produits phytosanitaires (pesticides)
- Colorants
- Additifs pour huiles.

1.2.6.2 Au sein de Sanofi Pasteur

Sanofi Pasteur, division vaccins du groupe Sanofi Aventis constitue la plus importante société dans le monde, dédiée entièrement aux vaccins humains avec un chiffre d'affaire de 3.483 millions d'euros en 2009. Ainsi, elle présente la plus large gamme de vaccins au monde, qui protège contre une vingtaine de maladies bactériennes et virales.

Chaque année, à travers le monde, on dénombre 1,6 milliard de doses de vaccins distribuées pour vacciner plus de 500 millions de personnes[55].

1.2.6.2.1 Installation dédiée au phenol

Le mélange Phénol-acétate utilisé par la Production est fabriqué au niveau des Services Généraux, grâce à une zone dédiée. En effet, un local est entièrement utilisé pour la préparation du mélange et deux autres pièces pour les rejets Phénol lourd et léger.

---

32 [55]. **pasteur, sanofi**. Accueil. *sanofi pasteur*. [En ligne] 2010. http://www.sanofipasteur.fr.

Pour la préparation, le principe général, qui sera illustré dans la suite de cette thèse, est un ensemble de deux cuves reliées à :

- Une zone « Solutés » qui transfère l'acétate,

- Une clarinette NEP, qui correspond à l'arrivée des différents fluides, nécessaires au nettoyage en place

- Une canne aspirante qui transfère le Phénol fondu

- Une zone « Pneumo » qui utilise le mélange.

1.2.6.2.2   Procédé de préparation du Phénol

Le Phénol utilisé pour la Production est fabriqué grâce à un procédé simple qui contient plusieurs étapes :

- Fusion du phénol

Le Phénol est reçu, sous forme solide en fût, et stocké. Il est ensuite mis en fusion pendant 72 heures dans une étuve, afin de le rendre liquide et utilisable. La température doit être supérieure à 40°C pour obtenir une fusion optimale.

Cette étape contient un risque majeur d'inhalation de vapeur de phénol lors du transfert du fût dans l'étuve. C'est pourquoi, le port d'un masque jetable est obligatoire.

Cf.annexe 6.

- Chargement du phénol

Une fois l'opération précédente réalisée, le fût est sorti de son étuve pour être chargé grâce à un système de canne aspirante dans les cuves de préparation. Le chargement correspond au transfert du Phénol fondu dans la cuve, utilisé pour le mélange.

- Préparation

Le Phénol est incorporé avec de l'acétate de sodium dans la cuve afin d'obtenir le mélange destiné à la purification en Production.

Selon ses besoins pour la Production, la zone « pneumo » puise ensuite la quantité de mélange nécessaire à la purification du lot de vaccin grâce à la ligne de transfert.

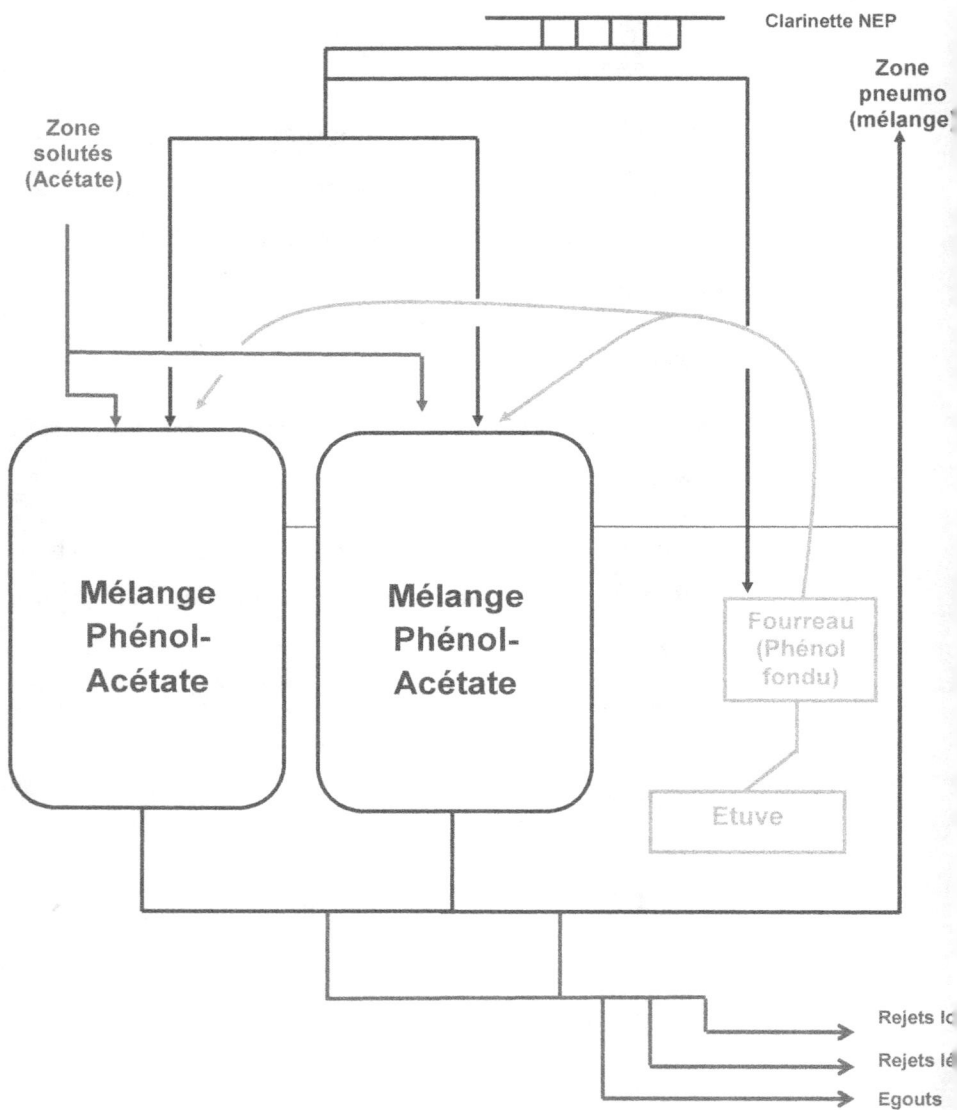

Clarinette NEP

Zone pneumo (mélange)

Zone solutés (Acétate)

Mélange Phénol-Acétate

Mélange Phénol-Acétate

Fourreau (Phénol fondu)

Etuve

Rejets lo

Rejets lé

Egouts

Figure 18 : Schéma de Préparation du mélange Phénol-Acétate

1.2.6.2.3 Usage du phenol

Le mélange Phénol-acétate est utilisé dans la fabrication du Pneumo23®. En effet, le procédé comprend une phase de purification à partir d'un surnageant concentré permettant d'obtenir le produit intermédiaire ; ce dernier va subir, des extractions phénoliques suivies d'une diafiltration afin d'éliminer les protéines membranaires résiduelles. Suite à cette étape, on obtient un produit prépurifié qui subira ensuite d'autres traitements[56].

1.2.7 Risques associés à l'utilisation du Phénol

Dégradation, produits de décomposition[43]:

La biodégradation des phénols naturels est importante, de sorte qu'une accumulation dans la flore ou la faune est peu probable. La dégradation aérobie par des bactéries est intégrale jusqu'à effondrement du dioxyde de carbone (gaz carbonique). Dans le sol, une condensation avec formation d'acide humique peut se produire. En revanche, la dégradabilité des phénols synthétiques est plus faible, car nombre d'entre eux ont une action bactéricide. Plus les phénols contiennent d'atomes de chlore ou d'azote, plus leur toxicité est forte.

36

[43]. **Lenntech.** Phénol et environnement. *Lenntech.* [En ligne] 2009.
http://www.lenntech.fr/phenol-environnement.htm.

[56]. **sanofi pasteur.** *Connaissance du procédé de purification du PNEUMO 23®.* 4e édition. 2008. pp. 4;2-3-4-5-6.

Les métabolites des phénols peuvent également être très toxiques. En règle générale, la dégradation biologique entraîne d'abord la formation de pyrocatéchine, de o-quinone et d'acide dicarboxylique, puis d'acide acétique et de CO_2. L'élimination et la stabilisation du phénol peut se faire par[43]:

- Dégradation par l'ozone

- Oxydation chimique

- Traitement anaérobique

- Agents stabilisants

1.2.7.1 Risques environnementaux
1.2.7.1.1 Dissémination dans l'eau

La pollution de l'eau est le principal problème lié au phénol[23] ; en effet, l'eau voit sa qualité diminuer et devenir impropre ou dangereuse à la consommation humaine, à l'industrie, à l'agriculture, à la pêche, aux loisirs, aux animaux...

Les rejets industriels sont définis comme[24] " l'évacuation des déchets ou d'eaux usées, qui provoquent des pollutions d'ordre physique, chimique, organique, thermique ou radioactif, ne doit pas mettre en danger la santé publique et doit tenir compte de l'aptitude des eaux à assimiler les résidus déchargés ".

37

[23]. **Granarolo, M.**. Toxicité et dissémination dans l'environnement des phénols et chlorophénols. [Thèse]. Montpellier : s.n., 1984. p. 57.

[24]. **Granarolo, M.**. Toxicité et dissémination dans l'environnement des Phénols et chlorophénols. [Thèse]. Montpellier : s.n., 1984. p. 58.

[43]. **Lenntech.** Phénol et environnement. *Lenntech*. [En ligne] 2009. http://www.lenntech.fr/phenol-environnement.htm.

Les facteurs influant sur la pollution des eaux par les pesticides sont[25]:

- La solubilité dans l'eau

- La résistance à la dégradation physique et biochimique

- La nature du sol

- La végétation

- Le volume et l'intensité de la pluie

- Le vent

- La composition de la formulation

- Le pH et la température de l'eau

Certains paramètres augmentent la dispersion : la solubilité, le vent, les fortes températures, la résistance à la dégradation...

D'autres la diminuent : la pluie, les faibles concentrations en phénols...Le phénol est plus lourd que l'eau et tend à se déposer. Il se dissout lentement et, même dilué, continue de former des solutions toxiques[43]. En raison de sa forte toxicité dans l'eau, le phénol figure dans la catégorie de risque de pollution de l'eau. 90% du phénol est dégradé dans l'eau en 1 à 4 jours.

38

[25]. **Granarolo, M.** Toxicité et dissémination dans l'environnement des Phénols et chlorophénols. [Thèse]. Montpellier : s.n., 1984. p. 60.

[43]. **Lenntech.** Phénol et environnement. *Lenntech.* [En ligne] 2009. http://www.lenntech.fr/phenol-environnement.htm.

1.2.7.1.2   Dissémination dans l'air

Il s'agit dans ce cas d'un problème d'ordre chronique par opposition à la dissémination dans les plantes ou dans l'eau.

Les valeurs limites d'exposition dans l'air aux vapeurs de Phénol dans les locaux de travail ont été établies par la réglementation française dans le code du travail.

Pays \ VLEP	Moyenne pondérée sur 8h		Court terme (15 mn max)	
	ppm	mg/m^3	ppm	mg/m^3
France (VLEP contraignante)	2	7.8	4	15.6
Union Européenne	2	7.8		
Etats-Unis	5	19.5		

Tableau 1: Valeurs limites d'exposition au Phénol[4]

Les vapeurs de phénol sont plus lourdes que l'air et forment des mélanges explosifs sous l'effet de la chaleur. Le phénol s'oxyde à l'air, et ce processus d'oxydation est accéléré par la lumière ou par des impuretés à effet catalytique[43].

39

[4]. **Bonnard, N. Brondeau, M.T. Jargot, D. Lafon, D. Miraval, S. Schneider, O.** Fiche toxicologique du phénol. *Inrs.* [En ligne] 1997. http://www.inrs.fr.

[43]. **Lenntech.** Phénol et environnement. *Lenntech.* [En ligne] 2009. http://www.lenntech.fr/phenol-environnement.htm.

1.2.7.1.3   Dissémination dans les sols

Dans le sol, le phénol subit une dégradation microbienne aérobie ou anaérobie, de sorte que l'effet d'accumulation est limité puisque 90% du phénol est dégradé dans le sol en 2 à 5 jours[43].

L'accumulation est fonction de la présence de minéraux argileux (forte affinité avec l'oxyde d'aluminium).

1.2.7.2   Risques humains et toxicité

Le Phénol est toxique et corrosif.

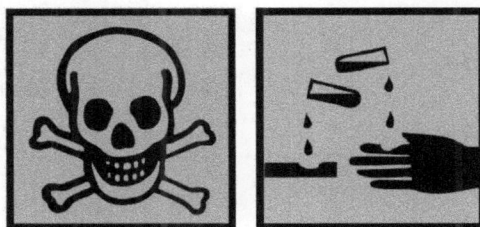

Figure 19: Pictogrammes toxique et corrosif[4]

Il peut pénétrer dans l'organisme par voie cutanée, par inhalation, ou par ingestion. Il a une action locale sur la peau et les muqueuses et une action générale sur l'organisme.

40

[4]. **Bonnard, N. Brondeau, M.T. Jargot, D. Lafon, D. Miraval, S. Schneider, O.** Fiche toxicologique du phénol. *Inrs*. [En ligne] 1997. http://www.inrs.fr.

[43]. **Lenntech.** Phénol et environnement. *Lenntech*. [En ligne] 2009. http://www.lenntech.fr/phenol-environnement.htm.

1.2.7.2.1 Toxicité aigue

La toxicité aiguë est due à une formation de radicaux semi-quinoniques cytotoxiques en dépassant les capacités de conjugaison hépatique[49]. Les symptômes arrivent très rapidement (15 à 20mn).

Il n'y a pas d'étude chez l'Homme permettant de déterminer la dose létale pour celui-ci. Cependant, une étude chez l'animal a été réalisée et les résultats sont résumés dans le tableau suivant:

Voie	Espèce	DL50/CL50
Orale	Rat	340mg/kg
	Souris	300mg/kg
	Lapin	420mg/kg
Cutanée	Rat femelle	660-707mg/kg (± occlusion)
	Lapin	>850mg/kg (± abrasion)
Inhalatoire	Rat	>236 ppm (900mg/m^3)/8h

Tableau 2 : Toxicité aiguë du Phénol[4]

Après exposition orale à forte dose, les animaux meurent en 5 à 150 mn.

Action cutanée :

Le Phénol a une action nécrosante ; en effet, il reste sur l'épiderme et pénètre ensuite pour provoquer une couleur blanchâtre, une anesthésie (la douleur arrive donc de manière retardée) puis une nécrose.

41

[4]. **Bonnard, N. Brondeau, M.T. Jargot, D. Lafon, D. Miraval, S. Schneider, O.** Fiche toxicologique du phénol. *Inrs.* [En ligne] 1997. http://www.inrs.fr.

[49]. **Maler, A.L.** Les Phénols. [Thèse]. St Etienne : s.n., 1997. p. 11

C'est donc un caustique dangereux.

Le Phénol provoque des lésions locales dont la gravité est fonction, du temps de contact, de l'étendue de la zone de contact, de la concentration[50]. Ainsi, elles peuvent aller de simples érythèmes à des gangrènes phéniquées et parfois des mélanodermies comme peut le montrer la photo ci-dessous:

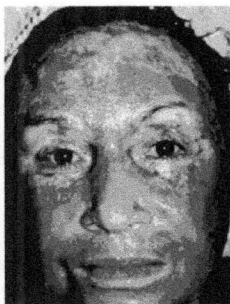

Figure 20 : Brûures cutanées du Phénol

Egalement, maux de tête, étourdissements, faiblesses musculaires, troubles de la vision et de l'audition, respiration rapide, pouls faible, perte de conscience apparaissent par la suite. La mort peut parvenir par défaillance respiratoire.

Action par inhalation :

La faible volatilité du Phénol empêche les risques d'inhalation de concentrations importantes.

---

42   [50]. **Maler, A.L.**. Les Phénols. [Thèse]. St Etienne : s.n., 1997. pp. 13-14.

Elle peut cependant entraîner des irritations respiratoires, et dyspnées[51].

Les seuils de l'odorat pour le Phénol sont[4] :

- Seuil bas : 0,0045 ppm

- Seuil haut : 1 ppm

Action par ingestion :

Elle provoque immédiatement des brûlures digestives (fonction de la concentration de la solution, de la quantité ingérée...) suivies de vomissements, puis de troubles nerveux (coma, convulsions) et cardiovasculaires (bradychardie, collapsus...), une cytolyse hépatique, une méthémoglobinémie avec hémolyse et une nécrose tubulaire rénale. La mort peut arriver rapidement par syncope respiratoire[51].

Par voie orale, des décès sont rapportés pour des doses de 140 à 290mg/kg de poids corporel[4].

Dans ces trois cas, une atteinte rénale transitoire est possible.

43

[4]. **Bonnard, N. Brondeau, M.T. Jargot, D. Lafon, D. Miraval, S. Schneider, O.** Fiche toxicologique du phénol. *Inrs.* [En ligne] 1997. http://www.inrs.fr.

[51.] **Maler, A.L.** Les Phénols. [Thèse]. St Etienne : s.n., 1997. pp. 14-15.

1.2.7.2.2 Toxicité chronique

L'absorption de phénol par petits doses et de manière répétée est susceptible de provoquer des troubles digestifs, des irritations des voies respiratoires, OAP et des troubles nerveux (vertiges)[40].

On parle de « marasme phéniqué » et peuvent s'accompagner de troubles cutanés (érythèmes, eczémas). Par ailleurs, on peut observer une atteinte hépatique et rénale[45].

1.2.7.2.3 Effets cancérogènes

Le phénol n'a pas été démontré comme cancérogène dans les tests pratiqués par voie orale ou cutanée[51].

1.2.7.2.4 Effets sur le reproduction

Le Phénol n'agit pas sur la fertilité des rats. Mais il est foetotoxique, s'il est administré pendant la gestation, à des doses toxiques pour les mères[51].

1.2.8 Précautions et gestes de sécurité

En cas de déversement sur une personne, il est nécessaire d'enlever les vêtements souillés et de passer la zone touchée pendant 15mn sous l'eau. Puis, une fois les secours arrivés, ces derniers doivent appliquer du PEG 400, pour éviter la pénétration du Phénol[45].

44

[40].**Lauwerys, R. Haufroid, V. Hoet, P. Lison, D.**. *Toxicologie industrielle et intoxications professionnelles*. s.l. : Elsevier Masson, 2007. p. 516.

[45]. **Maler, A.L.**. Procédure de traitement des rejets Phénols léger. 2009. p. 6.

[51]. **Maler, A.L.** Les Phénols. [Thèse]. St Etienne : s.n., 1997. pp. 14-15.

Incidents	Mesures à prendre

Déversement de phénol sur le sol	➤ Ouvrir la zone
	➤ Evacuer la zone
	➤ Interdire l'entrée en définissant un périmètre de sécurité
	➤ <u>2 cas</u> :
	  ✓ Fuite importante :
	    • appeler les secours
	    • mettre des boudins absorbants pour limiter la fuite
	  ✓ Fuite peu importante : mettre les EPI pour le nettoyage puis rincer à l'eau
	➤ Prévenir le service Sécurité
	➤ Ne réintégrer la zone qu'après avis du service Sécurité

Déversement de phénol sur une personne	➤ Enlever les vêtements souillés ➤ Rincer la plaie 15 mn à l'eau ➤ Appeler les secours ➤ Se faire appliquer par, les secours, le PEG 400

Tableau 3 : Mesures à prendre en cas de déversement de Phénol[58]

45 [58]. **pasteur, sanofi**. Procédure de traitement des rejets Phénols léger. 2009. p. 6.

CHAPITRE 2 : LA SECURITE DANS L'INDUSTRIE PHARMACEUTIQUE

2.1 Historique

Depuis le début de l'existence de l'Industrie Pharmaceutique, la Sécurité a toujours été présente mais cependant, de nombreux accidents peuvent être recensés.

Ce qui a évolué depuis des dizaines d'années, ce sont les normes en vigueur qui ne cessent de croitre et de se rigidifier.

Nous pouvons donc citer quelques exemples extraits de la base de données ARIA pour illustrer l'évolution de la Sécurité dans l'Industrie[1].

« L'explosion de la poudrerie de Grenelle fait 1000 morts à Paris le 31 août 1794 »

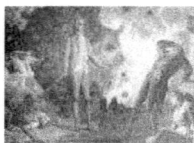

Figure 21 : Explosion de la poudrerie de Grenelle[1]

La Convention en avait conclu que les usines devaient être éloignées des habitations, qu'il y avait lieu de faire usage de procédés économes en vies humaines et que l'on devait faire usage des meilleures techniques disponibles et du respect de la sensibilité du voisinage et de l'environnement.

---

[1]. **Aria.** Evolution du retour d'expérience. *aria.* [En ligne] 2006.
http://www.aria.developpement-durable.gouv.fr.

« Explosion sur une plate-forme chimique à Oppau en Allemagne en 1921 »

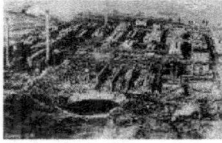

Figure 22 : Explosion d'une plateforme chimique à Oppau[1]

Un tas de 4500 tonnes de nitrate et sulfate d'ammonium explose sur une plate-forme chimique et entraîne 561 morts et 1900 blessés. Le dépôt de nitrate d'ammonium fabriqué en poudre s'enrochait sous l'effet de l'humidité et le stock était exploité à l'explosif pour fragmenter les matières. 20 000 tirs avaient déjà été réalisés avant l'accident. Une modification de la composition des produits a probablement favorisé l'explosion. Après cette catastrophe, les engrais à base de nitrate d'ammonium seront fabriqués en granulés.

« Un nuage inflammable de propane à Feyzin en 1966 »

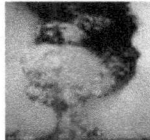

Figure 23 : Nuage de propane à Feyzin[1]

Un nuage de propane s'allume sur la route départementale longeant la raffinerie de Feyzin et conduit à l'explosion du parc de stockage de GPL avec des éclats métalliques projetés jusqu'à 800 m dont un de 48 tonnes à 325 m ;

---

48   [1]. **Aria.** Evolution du retour d'expérience. *aria.* [En ligne] 2006.
http://www.aria.developpement-durable.gouv.fr.

provoquant 18 morts dont 11 pompiers, 84 blessés et 1450 maisons endommagées. La prévention des phénomènes de BLEVE (explosions de gaz liquides sous pression) mais aussi la modification des structures de l'Inspection des installations classées ont subi quelques modifications et seront confiées quelques années plus tard à un service technique de l'Etat aujourd'hui devenus DRIRE.

Sous l'autorité du préfet de région, la DREAL, issue de diverses entités dont la DRIRE, pilote les politiques de développement durable résultant notamment des engagements du Grenelle de l'Environnement ainsi que celles du logement et de la ville.

« L'usine de synthèse du caprolactame explose en 1974 à Flixborough »

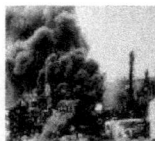

Figure 24 : Explosion d'une usine de synthèse du caprolactame à Flixborough[1]

Cet intermédiaire de la fabrication du nylon explose, elle avait continué à fabriquer malgré une fuite de cyclohexane sur l'un des réacteurs. Un mauvais by-pass du réacteur a été réalisé et provoque l'explosion avec 28 morts, 89 blessés graves, 3000 personnes évacuées. Les enseignements tirés de l'analyse de l'accident sont à l'origine de profondes modifications de la réglementation au Royaume Uni et en Europe.

49   [1]. **Aria.** Evolution du retour d'expérience. *aria.* [En ligne] 2006.
http://www.aria.developpement-durable.gouv.fr.

o

« Projection de dioxine à Seveso en 1976 »

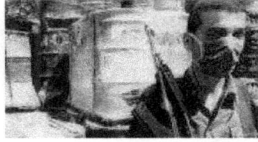

Figure 25 : Projection de dioxine à Seveso[1]

Des opérateurs ont laissés sans surveillance un réacteur de synthèse de 2-4-5 trichlorophénol alors que le cycle de fabrication n'était pas terminé. L'appareil monte en pression et éjecte 7 heures plus tard de la dioxine qui retombera sur plusieurs centaines d'hectares. Près d'un millier de personnes ont été évacuées, et des pathologies de type " chloracné " apparaissent et de nombreux avortements sont provoqués par crainte d'altérations génétiques.

En 1982, la norme Seveso impose aux États d'identifier les sites à risques, de prendre les mesures pour y faire face et a conduit l'Union Européenne à se doter d'une politique préventive commune.

En 1999, nouvelle étape : Seveso II succède à la première norme et renforce la prévention des accidents en exigeant une gestion du risque par les industriels, sous l'autorité des Etats. Elle s'applique au stockage comme à l'utilisation de matières dangereuses, dont la liste a été allongée: explosifs, élimination des déchets dangereux et nucléaires notamment.

---

[1]. **Aria.** Evolution du retour d'expérience. *aria.* [En ligne] 2006. http://www.aria.developpement-durable.gouv.fr.

o

En France, où la directive Seveso II a été transposée en 2000, la réglementation introduit deux seuils de classement selon la "dangerosité" des sites:

- "Seveso seuil bas" (risque important - 543 établissements en France)

- "Seveso seuil haut" (risque majeur - 670 établissements en France)

« Explosion de la compagnie gazière en 1984 au Mexique »

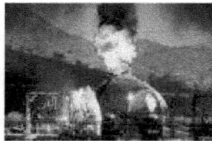

Figure 26 : Explosion d'une compagnie gazière au Mexique[1]

Suite à une rupture de canalisation de gaz de 8 pouces de diamètre, un nuage inflammable de 60 000m3 se forme et s'allume sur la torche du site puis explose. Peu après une deuxième explosion (BLEVE) surgit entrainant 550 morts, 7000 blessés, 39000 sans abri et 200 000 personnes évacuées. Le retour d'expérience de cette catastrophe réside notamment dans la possibilité de survenue d'un BLEVE quelques minutes après l'inflammation d'une fuite. Egalement, la nécessité de prendre en considération les conséquences des accidents possibles pour l'éloignement des habitations.

51 [1]. **Aria.** Evolution du retour d'expérience. *aria.* [En ligne] 2006. http://www.aria.developpement-durable.gouv.fr.

0

« Rejet accidentel de 41 tonnes de méthyl-isocyanate en 1984 en Inde »

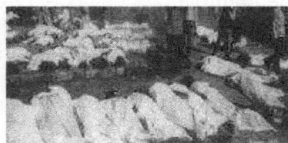

Figure 27 : Rejet accidentel de méthyl-isocyanate en Inde[1]

La cuve est montée en pression mais il n'y avait aucun système de sécurité en fonctionnement (refroidissement HS, pas d'inertage à l'azote, pas de cuve de secours). Cet accident fut la plus grave catastrophe chimique survenue avec 2500 morts en 1984 et 16 000 morts en 1998, ainsi que près de 200 000 blessés dont de nombreux aveugles. Au-delà de l'absence de gestion des mesures de prévention à la source, il n'y avait, encore une fois, pas d'éloignement suffisant des habitations, ni plan de secours, ni information préventive des populations.

« Explosion à la raffinerie de La Mède en 1992 »

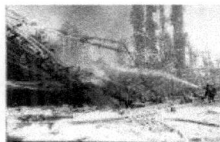

Figure 28 : Explosion d'une raffinerie de la Mède[1]

Après rupture d'une canalisation transportant des coupes C3, C4 et naphta. L'incendie se développe sur 5000 m2 et nécessite 140 m3 d'émulseurs.

52 [1]. **Aria.** Evolution du retour d'expérience. *aria.* [En ligne] 2006. http://www.aria.developpement-durable.gouv.fr.

On déplore 6 morts et 7 blessés. Les enseignements tirés portent sur la conception des salles de contrôle des unités et des réseaux de détection de gaz ainsi que sur la nécessité de mettre en œuvre des programmes de contrôle de canalisations de produits dangereux.

« Explosion du silo céréalier de Blaye en 1997 »

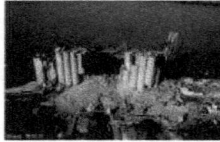

Figure 29 : Explosion d'un silo céréalier à Blaye[1]

Le silo céréalier de 37 000 tonnes à Blaye cause la mort de onze personnes. L'enquête conclut à une explosion de poussières similaire à celle de Metz en 1982, les points chauds résultant cette fois de frottements mécaniques ou d'auto échauffement dans le système de dépoussiérage.

« Explosion d'un stock de nitrate d'ammonium à Toulouse en 2001 »

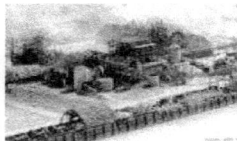

Figure 30 : Explosion de nitrate d'ammonium à Toulouse[1]

---

53   [1]. **Aria.** Evolution du retour d'expérience. *aria.* [En ligne] 2006.
http://www.aria.developpement-durable.gouv.fr.

o

Cette catastrophe entraîne 30 morts et des milliers de blessés dont des aveugles, des sourds et des mutilés ainsi que 26000 logements endommagés. Un retour d'expérience a permis certaines modifications :

- Changement de certains seuils de la directive européenne Seveso,

- Campagnes de contrôle des dépôts de nitrates d'ammonium,

- Prise en considération du seuil d'effet de 20 mbar

- Instauration de comités locaux d'information et de concertation (CLIC) pour définir une nouvelle gestion de l'espace autour des installations dangereuses et réduire ainsi l'exposition des personnes.

« Epidémie de légionellose à Lens entre 2003 et 2004 »

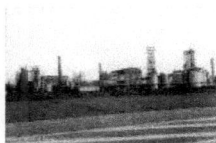

Figure 31 : Epidémie de légionellose à Lens[1]

Ceci a occasionné 18 victimes et 68 malades due à la prolifération de bactéries pathogènes dans des lagunes et circuits de tour aéroréfrigérante (TAR).

---

54 [1]. **Aria.** Evolution du retour d'expérience. *aria.* [En ligne] 2006.
http://www.aria.developpement-durable.gouv.fr.

o

Les enseignements de cet accident ont conduit à recenser, puis à classer les TAR dans la nomenclature des installations classées et à exiger des mesures de prévention dont des analyses fréquentes à effectuer sur les circuits en fonctionnement été comme hiver .

2.2   Contexte et évolution

En résumé, les accidents mortels impliquant des installations classées ou susceptibles de l'être, représentent 207 événements et 359 victimes recensés depuis 1992. Ainsi, sur la figure suivante, nous pouvons voir l'accidentologie selon les domaines d'activités :

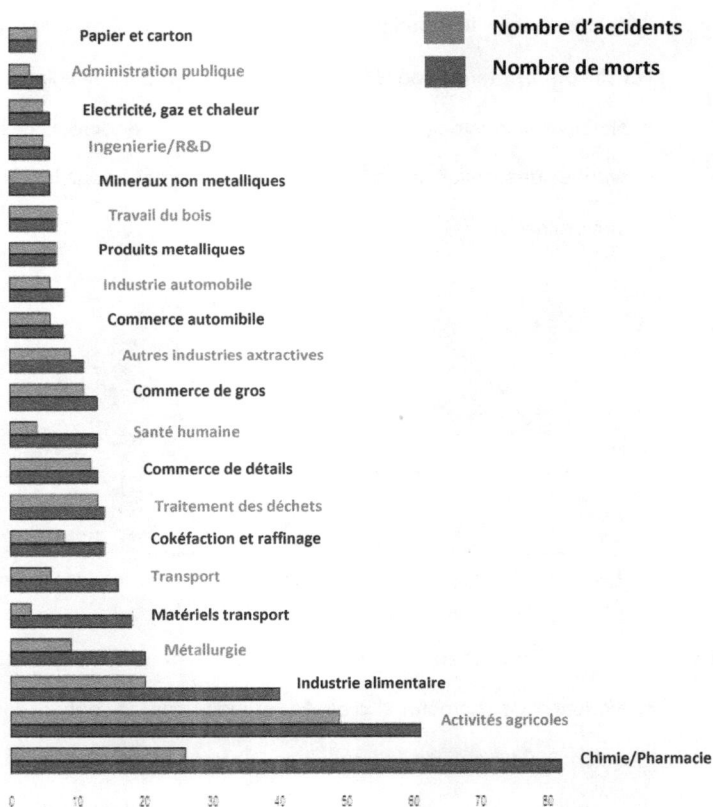

Figure 32 : Accidentologie dans divers domaines d'activités entre 1992 et 2009[15]

[15]. **DREAL, BARPI, DGPR.** Inventaire 2010 des accidents technologiques. *Aria.* [En ligne] 2010. http://www.aria.developpement-durable.gouv.fr.

Ce graphe indique pour les principales activités concernées, les nombres d'accidents mortels et de victimes entre 1992 et 2009. Ce dernier montre que les domaines les plus touchés sont l'Industrie Pharmaceutique, Agricole et Agroalimentaire.

Le graphe B donne l'évolution annuelle de la mortalité dans l'ensemble des installations classées entre 1992 et 2008 et le graphe C l'évolution en terme de blessés. On entend par installation classée, toute exploitation industrielle ou agricole susceptible de créer des risques ou de provoquer des pollutions ou nuisances, notamment pour la sécurité et la santé des riverains[15].

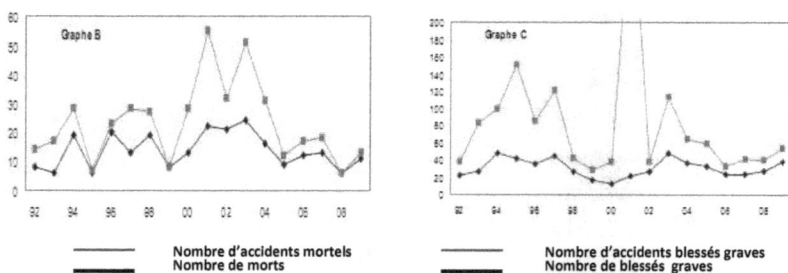

Figure 33 : Graphiques d'évolution de mortalité dans les installations classés entre 1992 et 2008[15]

On peut voir sur ces deux graphiques, un pic des accidents mortels et provoquant de nombreux blessés graves dans le début des années 2000 jusqu'en 2004 pour diminuer ensuite jusqu'en 2008. Une légère augmentation des accidents mortels avec blessés graves depuis 2008 peut se voir.

57   [15]. **DREAL, BARPI, DGPR.** Inventaire 2010 des accidents technologiques. *Aria.* [En ligne] 2010. http://www.aria.developpement-durable.gouv.fr.

Malgré l'amélioration des méthodes d'analyse des risques, les progrès techniques et l'introduction progressive de systèmes formalisés de gestion de la sécurité, le nombre d'accidents est resté encore très élevé entre 2001 et 2005 ; en effet, cette période a enregistré davantage de victimes (175) que celle de 1996 à 2000[15].

Cependant, une amélioration est a noté depuis 2005 mais est valable surtout pour les évènements aux conséquences moindres.

Les paramètres en cause pour cette évolution sont les suivants :

- La variation de l'indice de production industrielle qui s'est accru d'environ 20 % depuis 1994

- La taille, la complexité des unités et les quantités de matières dangereuses en jeu

- Le développement de l'automatisation et des systèmes informatiques qui influe sur la représentation de l'état et du fonctionnement des installations

- La maintenance et les décisions de modernisation ou d'arrêt de structures industrielles

- La qualification, la formation et l'importance des effectifs des services de production, d'entretien, de sécurité ou d'étude

---

58   [15]. **DREAL, BARPI, DGPR.** Inventaire 2010 des accidents technologiques. *Aria.* [En ligne] 2010. http://www.aria.developpement-durable.gouv.fr.

- Le recours à des entreprises extérieures pour réduire les coûts, ajuster la production, réaliser des études et travaux requérant des compétences particulières ou sous-traiter des opérations dangereuses

- La conjoncture économique qui contraint ou favorise la démarche de prévention des risques

- Le dispositif réglementaire lié à la mise en application de la directive SEVESO II[21] insiste aussi sur l'implication de la hiérarchie dans la gestion de la sécurité, sur la logique d'amélioration continue tirée de l'étude de chaque incident, ainsi que sur la connaissance des accidents survenus et la prise en compte des enseignements tirés de leur analyse.

Il est aisé de conclure que le " facteur organisationnel et humain " est dominant dans 90% des accidents mortels dont les causes sont connues ou suspectées.

Cependant, il est nécessaire et obligatoire, pour réduire l'occurrence des accidents ou en atténuer les conséquences, d'intégrer ces risques dès l'étude des procédés, puis à la conception, la réalisation, l'exploitation et l'entretien des installations, sans omettre les modifications, la gestion des étapes transitoires et des opérations faisant appel à des intervenants externes.

---

59 [21]. **Gouvernement.** Directive Seveso II. *Ministère de l'Ecologie et du developpement durable.* [En ligne] 2006. www.environnement-gouv.fr.

A l'évidence les phases de travaux sur les installations méritent une attention accrue tant pour l'analyse des risques correspondants que pour le suivi du déroulement de l'intervention sur le terrain et la remise en service des parties d'installations concernées.

2.3 Définitions des risques

Il existe des risques à deux niveaux :

- Humain

- Environnemental

Cependant une autre classification est envisageable, en fonction de la nature du risque :

- Chimique

- Biologique

- Thermique

- Electrique

- Due aux radioéléments

- Mécanique

Je vous détaillerai, dans la suite de cette thèse chaque nature de risque en expliquant les conséquences humaines et environnementales.

2.3.1 Risque humain

Le risque humain se caractérise par un accident se produisant, sur un site industriel, par exemple, et pouvant entraîner des conséquences graves pour le personnel.

2.3.2 Risque environnemental

Le problème de la dissémination dans l'environnement est lié essentiellement à la pollution et aux nuisances.

On entend par nuisance[22] : « tout effet de l'activité humaine entraînant un risque notable pour la santé et le bien être de l'homme, ou qui peut atteindre indirectement l'homme par des répercussions sur son patrimoine (naturel, culturel, économique) ».

On entend par pollution[22] : « toute présence dans un milieu naturel (eau ou air) d'une substance étrangère (nocive ou non) ». C'est le franchissement du seuil de pollution qui fait qu'une substance nocive devient une nuisance pour l'Homme ou l'environnement. Les rejets industriels sont définis par[24] : « l'évacuation de déchets ou d'eaux usées, qui provoquent des pollutions d'ordre physique, chimique, organique, thermique ou radioactive ; ils ne doivent pas mettre en danger la santé publique et doivent tenir compte de l'aptitude des eaux à assimiler (par dilution ou autoépuration) les résidus déchargés.

[22]. **Granarolo, M**. Toxicité et dissémination dans l'environnement das phénols et chlorophénols. [Thèse]. Montpellier : s.n., 1984. p. 43.

[24].**Granarolo, M**. Toxicité et dissémination dans l'environnement des Phénols et chlorophénols. [Thèse]. Montpellier : s.n., 1984. p. 58.

Parmi ces rejets, il existe la pollution chimique qui est créée par les déversements d'établissements industriels. Elle est plus ou moins nocive, selon la nature et la concentration des substances dissoutes dans l'eau.

2.4 Les différentes natures de risques

2.4.1 Risque chimique

2.4.1.1 Définition du risque chimique

Il est lié à l'utilisation ou au travail en présence d'un agent chimique. Le contact en milieu professionnel d'un travailleur avec un agent chimique peut se faire par voie respiratoire, cutanée ou par ingestion[9].

Il peut être lié à tout type de produits chimiques comme par exemple le Phénol, très toxique quelque soit la voie d'administration.

2.4.1.2 Risque sur l'Homme

Un agent chimique est considéré comme dangereux s'il est capable d'engendrer un dommage sur la santé.

En cas d'exposition à des produits chimiques, les effets sur la santé peuvent avoir des manifestations brutales (asthme, convulsions…) ou plus discrètes (perturbations de la mémoire et de l'humeur, effets sur le foie réversibles…). Ils peuvent être liés à des niveaux d'exposition importants sur une brève durée ou plus faibles sur une longue période de la vie professionnelle.

---

[9]. **CNRS.** Le risque chimique. *CNRS.* [En ligne] http://bip.cnrs-mrs.fr.

Certains effets dits « à seuil » ne se manifestent qu'à partir d'une certaine dose d'exposition (hépatite, atteintes rénales ou convulsions par exemple)[36].

L'effet de certains cancérogènes est en revanche sans seuil d'action : toute exposition est considérée actuellement comme potentiellement dangereuse. En milieu professionnel, les principaux modes d'exposition sont cutané et respiratoire. Mais rappelons que de nombreux produits sont également ingérés, la plupart du temps de façon non consciente en avalant sa salive contaminée par des particules ou en portant à la bouche des mains souillées, en fumant, en mangeant, voire en se rongeant les ongles... Cependant, même si le mode d'exposition est très localisé, on peut observer des effets sur l'ensemble de l'organisme.

De façon générale, les manifestions liées à ces expositions n'ont rien de spécifiques. Toutefois, les expositions professionnelles provoquent plus volontiers une atteinte de la peau (irritations, eczéma...), des voies respiratoires (bronchite, pneumoconiose...) et du système nerveux.

[36]. **INRS.** Risque chimique. *INRS.* [En ligne] 2008. http://www.inrs.fr.

La réglementation rend obligatoire l'identification des produits chimiques par des pictogrammes :

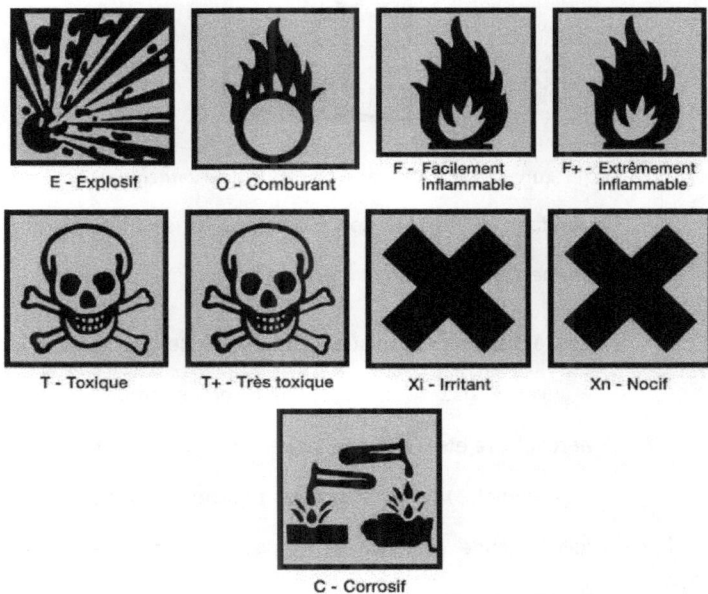

E - Explosif	O - Comburant
F - Facilement inflammable	F+ - Extrêmement inflammable
T - Toxique	T+ - Très toxique
Xi - Irritant	Xn - Nocif
C - Corrosif	

Figure 34 : Pictogrammes des risques chimiques humains[32]

2.4.1.3   Risque sur l'environnement

Il résulte d'une émission chronique ou d'un processus accidentel d'agents chimiques dangereux, susceptibles de causer un dommage sur l'environnement (entreprises, habitations, populations…)[8].

---

[8]. **CNAMTS.** Risque chimique-impacts environnementaux. *Inrs.* [En ligne] 2004. http://www.inrs.fr.

[32]. **INRS.** Pictogrammes pour la signalisation de santé et de sécurité et l'étiquetage des produits chimiques. *INRS* . [En ligne] 2009. http://www.inrs.fr.

Le danger est repérable sur l'étiquetage réglementaire :

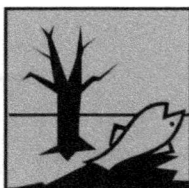

Figure 35 : Pictogramme de risque environnemental[32]

Cependant, la majorité des produits toxiques et corrosifs présentent un risque environnemental. Il doit être pris en compte[9]:

- Les émissions chroniques (émissions de gaz dues à un procédé « ouvert », gaz de combustions diverses, émissions de poudres et aérosols, rejets d'effluents aqueux issus d'un procédé ou de lavage de matériel...) ou accidentelles (incident de procédés, ruptures ou fuites d'une installation, émissions massives dues à des décompressions brutales...) liées à :

  • L'activité de l'entreprise

  • Induites par des mesures de prévention concernant la santé des travailleurs

- Les possibilités d'explosion.

[9]. **CNRS.** Le risque chimique. *CNRS.* [En ligne] http://bip.cnrs-mrs.fr.

[32]. **INRS.** Pictogrammes pour la signalisation de santé et de sécurité et l'étiquetage des produits chimiques. *INRS* . [En ligne] 2009. http://www.inrs.fr.

Une explosion est la transformation rapide d'un système matériel donnant lieu à une forte émission de gaz, accompagnant éventuellement d'une émission de chaleur importante. Elle doit remplir 6 conditions, pour se produire, selon le schema suivant :

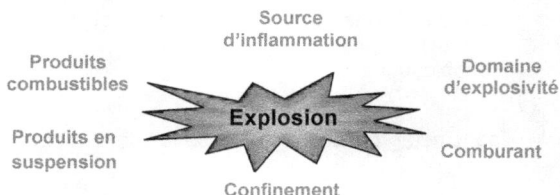

Figure 36 : Mécanisme d'initiation d'une explosion[27]

Comburant : oxygène de l'air.

Combustible : sous forme gazeuse, d'aérosols ou de poussières.

Domaine d'explosivité : domaine de concentration du combustible dans l'air à l'intérieur duquel les explosions sont possibles.

2.4.2 Risque biologique
2.4.2.1   Définition du risque biologique

Le risque biologique est lié à l'exposition aux agents biologiques ou à leurs produits (endotoxines, mycotoxines…). Les agents biologiques sont des micro-organismes génétiquement modifiés, les cultures cellulaires et les endoparasites humains susceptibles de provoquer une infection, une allergie ou une intoxication. Ils comprennent les bactéries, les champignons, les endoparasites, les virus et les agents transmissibles non conventionnels[31].

66

[27] **INRS**. Explosion et lieux de travail. *INRS*. [En ligne] 2009. http://www.inrs.fr. ND2331.

[31]. **INRS**. Les risques biologiques en milieu de travail. *INRS*. [En ligne] 1999. http://www.inrs.fr. ED 5002.

Le risque biologique est présent, majoritairement dans les secteurs suivants, pour l'utilisation délibérée d'agents biologiques[31]:

- Recherche (biologie, biotechnologie...)

- Industrie pharmaceutique (production de vaccins et d'antibiotiques...)

- Industrie agroalimentaire (utilisation de ferments)

- Métiers de dépollution des sols et des eaux.

Pour une contamination accidentelle, il s'agit de personnes ayant une activité[31]:

- Au contact d'humains ou de produits d'origine humaine

- Au contact d'animaux ou de leurs produits

- Dans le milieu agricole

- Dans l'industrie agroalimentaire

- Dans le traitement et l'élimination des déchets

- Dans l'entretien et la maintenance.

[31]. **INRS**. Les risques biologiques en milieu de travail. *INRS*. [En ligne] 1999. http://www.inrs.fr. ED 5002.

2.4.2.2   Risque sur l'Homme

La transmission peut se faire de façon directe en présence d'un réservoir, ou indirecte lors d'un contact avec des objets souillés par des agents pathogènes[13].

Les agents biologiques se transmettent par différentes voies :

- Repiratoire : bioaérosol

- Cutanéo-muqueuse

- Digestive.

Une fois qu'ils ont pénétré le corps, les micro-organismes peuvent être la cause[13]:

- D'infections : multiplication d'un micro-organisme dans le corps

- De toxi-infections : présence d'une toxine produite par le micro-organisme. Par exemple, le Clostridium tetani produit une neurotoxine responsable des symptômes du tétanos.

- D'allergies due à l'hypersensibilité qui est une réaction de défense immunitaire trop importante

68 | 13. **David, C.** Les agents biologiques. *Inrs*. [En ligne] 2004. www.inrs.fr. ED 117.

- De cancers : multiplication anarchique des cellules. Il peut être entrainé par certains micro-organismes comme par exemple, le virus de la leucémie humaine (HTLV) ou résulter de maladies chroniques provoquées par des micro-organismes (hépatite C chronique pouvant évoluer vers un cancer du foie).

La sécurité biologique ou biosécurité recouvre l'ensemble des mesures prises pour la protection du personnel manipulant des agents pathogènes et pour la protection de l'environnement.

Les agents biologiques sont classés en 4 groupes :

	Groupe 1	Groupe 2	Groupe 3	Groupe 4
Susceptible de provoquer une maladie chez l'homme	Non	Oui	Grave	Grave
Constitue un danger pour les travailleurs	-	Oui	Sérieux	Sérieux
Propagation dans la collectivité	-	Peu probable	Possible	Elevée
Existence d'une prophylaxie ou d'un traitement efficace	-	Oui	Oui	Non

Tableau 4 : Propriétés des groupes d'agents biologiques[12]

69 [12]. **David, C.**. Déchets infectieux. *Inrs*. [En ligne] 2006. www.inrs.fr. ED 918.

Deux grands types de situations professionnelles exposant à des risques biologiques sont à distinguer pour l'évaluation des risques professionnels[33]:

> L'utilisation délibérée d'agents biologiques (faisant partie du procédé industriel)

> Les situations d'exposition potentielle (ne faisant pas partie du procédé industriel mais accompagnant l'activité)

2.4.2.3   Risque sur l'environnement

Les contaminations environnementales sont essentiellement dues aux rejets ; exceptionnellement elles peuvent être dues à des fuites accidentelles.

Ainsi, le risque environnemental rejoint le risque humain car la contamination concerne la biodiversité et la qualité de l'eau ; ainsi, dans la partie sur les éléments de protection, je n'évoquerai que ceux utilisés pour protéger l'Homme.

Par exemple, la légionellose, due à une bactérie d'origine hydrique, constitue un agent biologique pathogène.

2.4.3 Risque thermique

Nous pouvons citer deux types de risques : la brûlure et l'incendie.

---

[33]. **INRS**. Prévention des incendies sur les lieux de travail. *INRS*. [En ligne] 2005. www.inrs.fr. TJ 20.

[63]. **Petit, J.M. Domier, G.** Incendie et lieu de travail. *Inrs*. [En ligne] 2003. www.inrs.fr. ED 5005.

2.4.3.1   Risque sur l'Homme

La brûlure concernant l'Homme est une destruction partielle ou totale pouvant concerner la peau, les parties molles des tissus, ou même les os.

La gravité de la brûlure dépend de sa localisation, de sa profondeur (le degré de brûlure), de l'étendue de la surface endommagée (par rapport à la surface totale) et de l'agent causal. Une brûlure thermique peut être causée :

- ✓ Par le contact avec une source chaude (solide, liquide, ou gazeuse),
- ✓ Par l'effet de la combustion (action d'une flamme),
- ✓ Par le froid (gelure).

2.4.3.2   Risque sur l'environnement

L'incendie concernant l'environnement est une combustion qui se développe sans contrôle dans le temps et dans l'espace, contrairement au feu qui est une combustion maîtrisée[33].

Le processus de combustion est une réaction chimique d'oxydation d'un combustible par un comburant, cette réaction nécessitant une source d'énergie pour être initiée. La réaction ne peut se produire qu'en présence de ces trois acteurs représentant le triangle du feu[63] :

---

71   [33]. **INRS**. Prévention des incendies sur les lieux de travail. *INRS*. [En ligne] 2005. www.inrs.fr. TJ 20.

[63]. **Petit, J.M. Domier, G.** Incendie et lieu de travail. *Inrs.* [En ligne] 2003. www.inrs.fr. ED 5005.

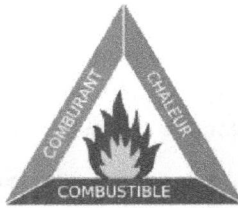

Figure 37 : Procédé d'intiation du feu[33]

Pour les paragraphes suivants, les risques sont essentiellement humains.

2.4.4 Risque électrique
2.4.4.1 Définition du risque électrique

Celui-ci peut causer des lésions, des brûlures ou la mort par choc électrique pouvant résulter[28] :

- Du contact des personnes avec des parties actives (parties normalement sous tension) : contact direct

- Des parties qui sont devenues actives accidentellement en particulier à cause d'un défaut d'isolement : contact indirect

- De l'approche de personne au voisinage de parties actives, particulièrement dans la partie haute tension

- D'une isolation ne convenant pas dans des conditions prévues

72

[28].INRS. Introduction au risque électrique. *INRS*. [En ligne] 2007. www.inrs.fr.

[33]. INRS. Prévention des incendies sur les lieux de travail. *INRS*. [En ligne] 2005. www.inrs.fr. TJ 20.

- De phénomènes électrostatiques, tels que le contact d'une personne avec des parties chargées

- Du rayonnement thermique ou des phénomènes tels que la projection de particules en fusion et les effets chimiques dus à des courts-circuits, surcharges...

Ce risque est symbolisé par le pictogramme suivant :

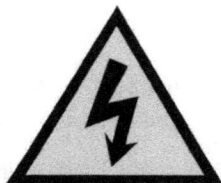

Figure 38 : Pictogramme du risque électrique[28]

2.4.4.2   Risque pour l'Homme

Les risques engendrés sont les suivants[28] :

- Electrocution : décès consécutif au passage de courant électrique dans le corps humain

- Electrisation : passage du courant électrique dans le corps humain

- Brûlures : Lésion de la peau et des muqueuses due à la chaleur

2.4.4.3   Risque sur l'environnement

Il n'y a pas d'impact direct sur l'environnement.

73 [28].**INRS**. Introduction au risque électrique. *INRS*. [En ligne] 2007. www.inrs.fr.

2.4.5 Risque des radioéléments

2.4.5.1   Définition du risque dû aux radioéléments

La radioactivité est un phénomène naturel lié à la structure de la matière. Certains atomes (radioéléments) sont instables, et émettent des rayonnements ionisants. Il peut s'agir de :

- Substances radioactives naturelles (uranium, radium, radon),

- Substances radioactives artificielles (californium, américium, plutonium).

Le risque de rayonnements par des radioéléments est symbolisé par le pictogramme suivant :

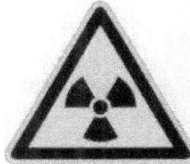

Figure 39 : Pictogramme de risque des radioéléments[19]

Les rayonnements émis par ces radioéléments sont dits ionisants car, par leur interaction avec la matière, ils peuvent l'ioniser c'est-à-dire enlever un ou plusieurs électrons à ses atomes[19]. Généralement, un radioélément émet plusieurs types de rayonnements ionisants à la fois (α, β, γ, X, neutronique). L'activité d'une substance radioactive (émission de rayonnements) diminue avec

74 [19]. **Gauron, C. Servent, J.P. Dornier, G.** Les rayonnements ionisants. *Inrs.* [En ligne] 2005. www.inrs.fr. ED 5027.

le temps (de quelques jours à plusieurs millions d'années, selon le radioélément considéré)[19]. Les expositions d'origine professionnelle aux rayonnements ionisants peuvent se produire dans les cas suivants[19] :

- Utilisation de matières contenant naturellement des radioéléments (et utilisées pour d'autres propriétés que leur radioactivité)
- Utilisation de sources de rayonnements ionisants (dans les conditions normales)
- Travail en présence ou à proximité de sources de rayonnements ionisants
- Accident ou incident, dont les principales causes sont des défaillances du matériel (fuites radioactives) ou un manque de formation du personnel utilisateur du matériel.

	Dose efficace Corps entière	Dose équivalente mains, avants bras, pieds, chevilles	Dose équivalente sur tout cm² de peau	Dose équivalente au cristallin
Travailleurs	20 mSv sur 12 mois consécutifs	500 mSv	500 mSv	150 mSv
Jeunes travailleurs	6 mSv sur 12 mois consécutifs	150 mSv	150 mSv	50 mSv
Femmes enceintes	Inférieure à 1 mSv dose équivalente au fœtus, de la déclaration de la grossesse à l'accouchement			
Femme allaitant	Interdiction de les maintenir ou les affecter à un poste entrainant un risque d'exposition interne			

Tableau 5 : Doses légales d'exposition aux radioéléments[19]

Un travailleur est considéré comme exposé s'il reçoit une dose efficace supérieure à 1 mSv/an.

[19]. **Gauron, C. Servent, J.P. Dornier, G.** Les rayonnements ionisants. *Inrs.* [En ligne] 2005. www.inrs.fr. ED 5027.

Les travailleurs sont classés en deux catégories[19]:

- A : susceptibles d'être exposés dans des conditions normales de travail à une dose efficace supérieure à 6 mSv/an
- B : les autres travailleurs exposés.

2.4.5.2 Risque sur l'Homme

Selon les circonstances, cette exposition peut être externe (avec ou sans contact cutané) ou interne (ingestion, inhalation ou pénétration par contact de substances radioactives).

2.4.5.3 Risque sur l'environnement

L'impact sur l'environnement correspond à une persistance dans les éléments naturels, de la radioactivité pendant de nombreuses années.

2.4.6 Risque mécanique

2.4.6.1 Définition du risque mécanique

Il s'agit de l'ensemble des facteurs physiques à l'origine d'une blessure par l'action mécanique d'éléments de machine, d'outils, de pièces ou de matériaux solides[10].

[10] **CRAM.** Le risque mécanique. [En ligne]
http://www.discip.ac-caen.fr/risques.professionnels.

2.4.6.2   Risque sur l'Homme

Quelques exemples : écrasements, cisaillements, sectionnement, abrasion, perforation... L'ensemble des risques présentés ci-dessus ne sont pas indépendants et peuvent être présents conjointement ;

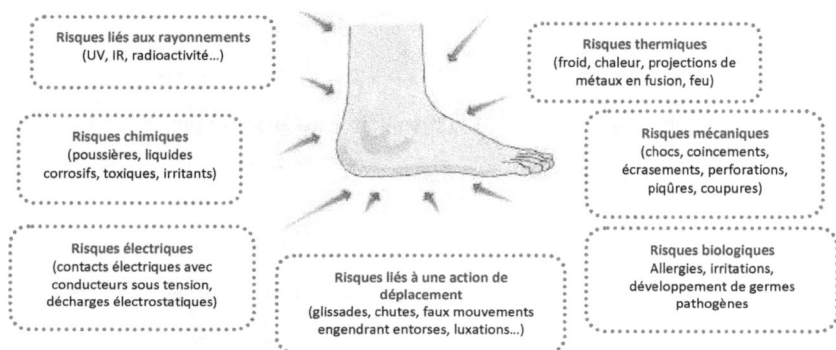

Risques liés aux rayonnements (UV, IR, radioactivité...)

Risques thermiques (froid, chaleur, projections de métaux en fusion, feu)

Risques chimiques (poussières, liquides corrosifs, toxiques, irritants)

Risques mécaniques (chocs, coincements, écrasements, perforations, piqûres, coupures)

Risques électriques (contacts électriques avec conducteurs sous tension, décharges électrostatiques)

Risques liés à une action de déplacement (glissades, chutes, faux mouvements engendrant entorses, luxations...)

Risques biologiques Allergies, irritations, développement de germes pathogènes

Figure 40 : Exemples de risques pour le pied[10]

2.4.6.3   Risque sur l'environnement

Il n'y a pas d'impact direct sur l'environnement

---

[10] **CRAM.** Le risque mécanique. [En ligne]
http://www.discip.ac-caen.fr/risques.professionnels.

2.5   Les différents systèmes de protection

2.5.1 Protection de l'environnement

2.5.1.1   Protection contre le risque chimique

2.5.1.1.1   Bassins de rétention

Les Industries présentent des bassins de rétention afin de traiter leurs eaux résiduaires ou rejets de Production et éviter une contamination environnementale. En général, la production effectue un prétraitement des rejets et les bassins ne servent qu'à contrôler les rejets.

Ainsi, les rejets sont transférés vers les bassins qui se remplissent au fur et à mesure ; lorsque le bassin est rempli à son volume maximum, un contrôle s'effectue par mesure du pH[59] pendant quelques minutes puis:

- Si pH<6, une alarme se met en marche

- Si 6<pH<7, il n'y a pas de neutralisation mais la mesure est poursuivie pendant une dizaine de minutes pour vérifier cette valeur

- Si 7<pH<8, la vidange est réalisée

- Si pH>8, une phase de neutralisation est enclenchée par injection de CO_2 pendant que les eaux circulent en boucle, jusqu'à ce que le pH soit inférieur à 8 ; si le pH ne diminue pas au bout de plusieurs heures, une seconde alarme se met en marche.

---

[59]. **pasteur, sanofi.** Utilisation, entretien et contrôle ds bassins d'homogénéisation et de neutralisation des eaux résiduaires. [Procédure]. 2008. pp. 6-7.

2.5.1.1.2   Exemple du Phénol chez Sanofi Pasteur

Le phénol étant très toxique, il est indispensable de ne pas relarguer ce produit à l'état pur et de mettre en place un système de traitement des rejets. En l'occurrence, ce système, chez sanofi pasteur est le traitement des rejets sur colonnes charbon.

Lorsque les zones déversent leurs rejets phénol dans les cuves, destinées à cet effet, ceux-ci sont traités. Selon la teneur en Phénol, il existe deux types de rejets :

- Phénol lourd : les premières eaux suite au traitement des vracs

- Phénol léger : les eaux suivantes ainsi que les eaux des NEP.

Le Phénol lourd, une fois la cuve pleine, est évacué dans des Defibox® (contenant de 400L) qui sont restitués à une entreprise de traitement.

Le Phénol léger présente une forte affinité pour le charbon actif. Ainsi, celui-ci est passé sur un système de deux colonnes, contenant du charbon actif, branchées en série :

- Une colonne d'attaque : retient l'ensemble du phénol par adsorption

- Une colonne de sécurité : permet, en cas de saturation de la première, de retenir le Phénol résiduel.

Avant chaque vidange sur la colonne, des prélèvements sont réalisés à la sortie de chaque colonne afin de mesurer la concentration en Phénol résiduelle et les résultats doivent être inférieurs à 30mg/L[58]. Lorsque les colonnes sont saturées, elles sont changées :

- La colonne d'attaque est envoyée à régénérer

- La colonne de sécurité passe en colonne d'attaque

Cf. annexe 7.

En effet, après un certain nombre de vidange, la colonne peut saturer et n'adsorbe plus du tout de phénol ; ce qui entraine une pollution chimique environnementale par les rejets.

Cf. annexe 1.

---

[58]. **pasteur, sanofi**. Procédure de traitement des rejets Phénols léger. 2009. p. 6.

C'est pour cela, que l'on installe toujours deux colonnes en série, pour assurer tout de même, une sécurité en cas de saturation de la colonne d'attaque.

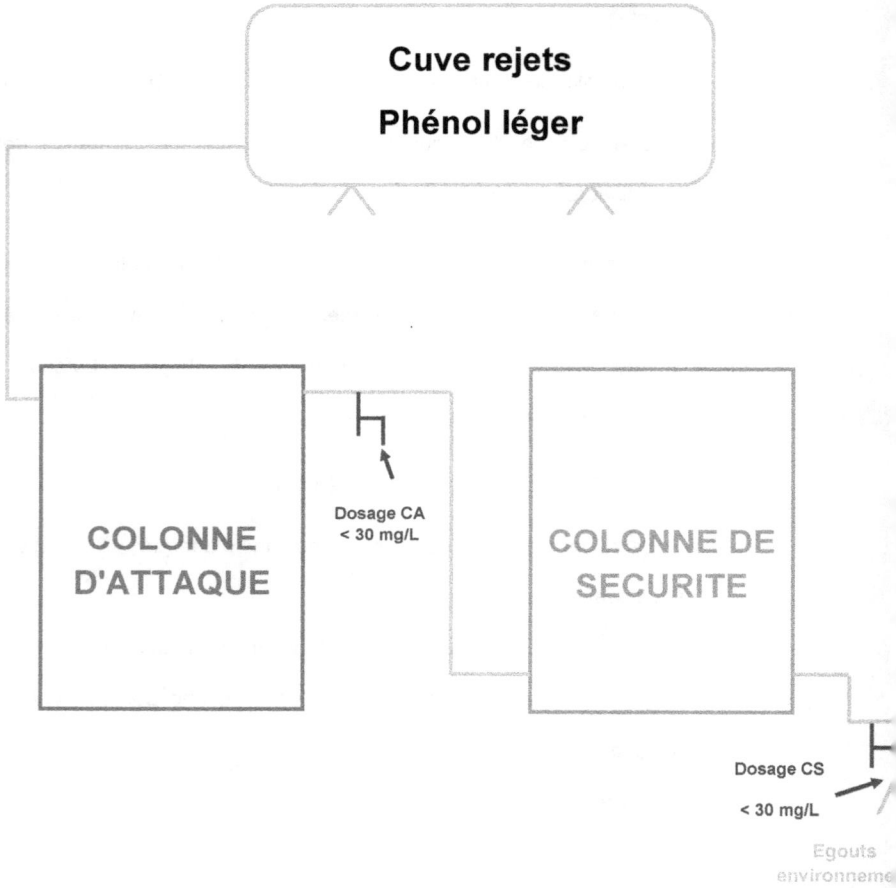

Figure 41 : Procédé de traitement des rejets Phénol léger

Composition

Le charbon actif correspond à une forme brute de graphite. Cette structure imparfaite est de fait très poreuse. Le charbon actif est donc composé de pores de tailles différentes[7].

La surface du charbon actif peut être supérieure à 1000 m²/g[7].

Phénomène d'adsorption

Le charbon actif possède la plus grande force d'adsorption physique et le plus important volume d'adsorption de tous les matériaux naturels ou synthétiques connus[7].

L'adsorption est défini comme suit[6] : « processus par lequel les molécules liquides ou gazeuses se fixent ou sont piégées sur la surface d'un solide ». Ce processus est différent de l'absorption où des molécules sont absorbées par un liquide ou un gaz. L'adsorption est donc le mécanisme par lequel des molécules sont concentrées sur la surface du charbon actif.

L'adsorption est provoquée par les Forces de Van der Waals qui agissent d'une manière similaire à celles qui régissent notre univers : les forces gravitationnelles entre planètes[6]. Ces interactions sont de faible intensité et sensibles à la distance.

[6]. **Chemvironcarbon**. Adsorption. *Chemvironcarbon*. [En ligne] 2010. www.chemvironcarbon.com.

[7]. **Chemvironcarbon**. Charbon actif. *Chemviron carbon*. [En ligne] 2010. www.chemvironcarbon.com.

Elles sont donc limitées dans l'espace et plus la distance entre la molécule à adsorber et la surface du charbon actif est importante et moins cette attraction sera forte. Ces forces sont additives, la force d'adsorption est la somme de toutes les interactions entre les atomes.

En théorie, tous les composés sont adsorbables. En pratique, le charbon actif est utilisé pour l'adsorption des principaux composés organiques et des composés inorganiques de haut poids moléculaire tels que l'iode et le mercure, et bien entendu le Phénol.

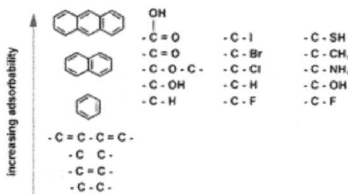

Figure 42 : Adsorption du charbon en fonction des groupements chimiques[6]

En général, l'adsorbabilité d'un composé augmente avec:

- les poids moléculaires croissants

- le nombre plus élevé de groupes fonctionnels (ex : doubles liaisons ou composés halogènés)

- la polarité croissante des molécules

83 | [6]. **Chemvironcarbon**. Adsorption. *Chemvironcarbon*. [En ligne] 2010. www.chemvironcarbon.com.

2.5.2 Protection de l'Homme

Dans l'Industrie Pharmaceutique, il existe deux types de protection : les équipements de protection collective et individuelle.

Un équipement de protection collective a pour objet de protéger le personnel contre les risques qui sont susceptibles de menacer leur santé ou leur sécurité[54].

Un équipement de protection individuelle (EPI) est un dispositif ou un moyen destiné à être porté ou être tenu par une personne en vue de la protéger contre un ou plusieurs risques susceptibles de menacer sa santé ainsi que sa sécurité pendant le travail[35]. Par mesure de sécurité , on privilégie les EPC ; cependant, les EPI sont utilisés dans certains cas où il n'est pas possible d'avoir une protection collective[42].

Par exemple, lorsqu'il n'est pas possible de cartériser une machine, les bouchons d'oreilles sont utilisés.

Il existe plusieurs méthodes mais bien entendu, dans la mesure du possible il est préférable de choisir à la base parmi des produits présentant la même efficacité ou les mêmes avantages techniques, le produit le moins toxique et dangereux possible.

[35]. **INRS.**. Protection individuelle. *INRS.* [En ligne] 2006. www.inrs.fr.

[42]. **Lauwerys, R. Haufroid, V. Hoet, P. Lison, D.**. *Toxicologie industrielle et intoxications professionnelles.* s.l. : Elsevier Masson, 2007. p. 1228.

[54]. **OPPBTP.** Equipements de protection collective. *OPPBTP.* [En ligne] 2009. http://www.oppbtp.fr.

Par ailleurs, l'automatisation des procédés permet de diminuer les interventions du personnel de façon à éviter la manipulation et la libération d'un corps toxique.

2.5.2.1 Protection contre le risque chimique
2.5.2.1.1 EPC

Tout d'abord, il est nécessaire d'assurer une ventilation efficace pour supprimer les risques d'incendie et d'intoxication[34] :

- Générale : elle permet de diluer les contaminants ou d'apporter de l'air à teneur normale en O2 dans un espace qui risque d'en être dépourvu (espace clos)

- Locale : ce sont des systèmes d'aspiration permettant de capter les toxiques à la source (poussières, fumées, vapeurs, gaz) ; on les trouve souvent dans les espaces confinés.

Ensuite, les détecteurs d'oxygène permettent de déterminer le taux d'O2 dans l'air et une alarme se met en route en cas de manque d'O2 dans la pièce. Ils sont donc utiliser dans le cas de travail avec de l'azote[34].

Les procédés humides sont utilisés au cours de nombreuses opérations pour limiter les dégagements de poussières toxiques[41].

85

[34]. **INRS..** Principes généraux de ventilation. *INRS.* [En ligne] 2008. www.inrs.fr. ED 695.

[41]. **Lauwerys, R. Haufroid, V. Hoet, P. Lison, D.** *Toxicologie industrielle et intoxications professionnelles.* s.l. : Elsevier Masson, 2007. p. 938.

Par ailleurs, si un incident se produit, avec déversement de produits chimiques, il existe des kits de déversement, utilisés une fois les EPI revêtus, contenant du buvard, un boudin absorbant qui permet de contenir le déversement, des sacs plastiques, des gants, des lunettes, des étiquettes « produits chimiques dangereux » et un ty-rap[57].

2.5.2.1.2 EPI

Ces équipements peuvent être de natures différentes[41] :

- Protecteurs des yeux et du visage : lunettes, visières, écrans faciaux

- Protecteurs des mains et des bras : gants contre les agressions chimiques

- Protecteurs des pieds et des jambes : chaussures et bottes de sécurité

- Protecteurs du tronc et de l'abdomen : combinaisons chimiques

- Protecteurs respiratoires ; il existe deux types de protecteurs respiratoires : les appareils filtrants, qui purifient l'air environnant par filtration mais ne doivent pas être utilisés dans les milieux pauvres en oxygène, et les appareils isolants qui sont alimentés en air respirable à partir d'une source non contaminée

[41]. **Lauwerys, R. Haufroid, V. Hoet, P. Lison, D.** *Toxicologie industrielle et intoxications professionnelles.* s.l. : Elsevier Masson, 2007. p. 938.

[57]. **pasteur, sanofi.** Fiche reflexe en cas de situations d'urgence. [Procédure]. 2008. p. 3.

2.5.2.2 Protection contre le risque biologique
2.5.2.2.1 EPC

Les postes de sécurité microbiologique sont des enceintes de confinement, il en existe de 3 types[18] :

- PSM I : ce sont des enceintes ventilées partiellement ouvertes sur le devant. L'air du laboratoire est aspiré à travers l'ouverture et traverse le volume de travail. Il est ensuite extrait par un filtre à très haute efficacité. L'entrée d'air s'oppose à la sortie des polluants, protégeant le manipulateur mais pas le produit.

- PSM II : l'air du laboratoire est aspiré par l'ouverture et passe sous le plan de travail par des orifices placés près de l'ouverture. Cette aspiration empêche la sortie des polluants vers l'opérateur. L'air passant sous le poste de travail est aspiré derrière l'enceinte vers le haut du PSM. Une partie de cet air est rejetée, après filtration à très haute efficacité, à l'extérieur du bâtiment ou dans le laboratoire. L'autre partie de l'air aspiré est soufflée verticalement dans l'enceinte après filtration à très haute efficacité. Le flux unidirectionnel vertical limite la contamination croisée des produits manipulés dans le PSM et leur contamination par les polluants présents dans l'air du laboratoire.

---

[18]. **Environnement, Dictionnaire.** Poste de Sécurité Microbiologique. *Dictionnaire Environnement.* [En ligne] 2010.
http://www.dictionnaire-environnement.com/poste_de_securite_microbiologique_psm_ID4971.html.

87

- PSM III : le volume de travail est en dépression et ne comporte pas d'ouverture directe vers le laboratoire. L'accès à l'enceinte est assuré par deux manchons souples terminés par des gants. L'air aspiré dans le laboratoire traverse un filtre à très haute efficacité, circule dans le volume de travail puis est extrait après une nouvelle filtration à très haute efficacité. L'absence d'ouverture directe assure un niveau de protection de l'opérateur optimal.

En cas de déversement, des kits de déversement sont également utilisés de la même manière que pour les déversements chimiques, avec une désinfection de la surface contaminé à la fin.

2.5.2.2.2   EPI

Ce sont quasiment les mêmes que pour le risque chimique.

En effet, on utilise des vêtements de protection du corps, type blouse, ainsi que des gants de protection contre les micro-organismes ; par ailleurs, il est nécessaire d'utiliser des lunettes, un écran facial et un masque filtrant.

2.5.2.3   Protection contre le risque thermique
2.5.2.3.1   EPC

Il existe des feux de différentes classes[33] :

- A : feux de matériaux solides

- B : feux de solides liquéfiables ou de liquides

- C : feux de gaz

- D : feux de métaux

Agents extincteurs	Feux de classe				Emploi sur courant électrique < 1V
	A	B	C	D	
Eau en jet pulverize	Bonne	Limitée	Mauvaise		Oui
Eau avec additif en jet pulvérisé	Bonne	Bonne	Mauvaise		Oui
Mousse	Limitée	Bonne	Mauvaise	Extincteurs à liquides ou à poudres spéciaux	Non
Poudre BC	Mauvaise	Bonne	Bonne		Oui
Poudre ABC ou polyvalente	Bonne	Bonne	Bonne		Oui
Dioxyde de carbone	Mauvaise	Bonne	Bonne		Oui
Hydrocarbures halogens	Mauvaise	Bonne	Bonne		Oui

Tableau 6 : Extincteurs utilisés en fonction du type de feu[33]

89   [33]. **INRS.**. Prévention des incendies sur les lieux de travail. *INRS.* [En ligne] 2005. www.inrs.fr. TJ 20.

Pour les incendies, il s'agit d'équipements de protection collective[30]:

- La ventilation des locaux

- Les robinets d'incendie armés

- Les systèmes de désenfumage

- Les extincteurs

- Les sprinklers ou tête d'extincteur automatique à eau est un appareil statique de dispersion d'eau, ou de produits dissous dans l'eau, lors d'un incendie. Ces extincteurs sont mis en réseau au dessus de la zone à protéger.

Les évents, eux, permettent d'éviter les explosions.

2.5.2.3.2   EPI

Les seuls EPI existant sont la couverture anti-feu quand un incendie se déclare[30] ainsi que les masques pour améliorer la respiration..

2.5.2.4   Contre le risque électrique

Ce qu'il faut éviter, c'est surtout l'incendie ou l'explosion, donc ce paragraphe rejoint celui de la protection contre le risque thermique.

La plupart des moyens de protection sont collectifs.

[30.] **INRS.**. Le stockage des produits chimiques au laboratoire. *INRS*. [En ligne] 2008. www.inrs.fr. ED 6015.

Les canalisations et matériels électriques doivent être conçus de manière à éviter tout contact avec les parties actives[28] :

- Isolation de ces parties qui doivent être totalement recouvertes d'un isolant
- Mise en place d'enveloppes ne pouvant être ouvertes qu'avec une clé
- Eloignement
- Mise en place d'obstacles

Pour éviter les contacts indirects :

- Mise en terre des masses avec coupure automatique de l'alimentation
- Emploi d'une très basse tension de sécurité ou de protection
- Mise en place d'une double isolation

Pour se protéger des surintensités, la mise en place d'un disjoncteur, d'un relais ou d'un fusible est nécessaire.

2.5.2.5   Contre le risque des radioéléments
2.5.2.5.1   EPC

Il est nécessaire de rendre impossible l'exposition par contact, inhalation ou ingestion de matières radioactives par le confinement des matières (boîte à gants, enceinte confinée), l'assainissement de l'atmosphère des locaux.

---

91   [28]. **INRS.**. Introduction au risque électrique. *INRS.* [En ligne] 2007. www.inrs.fr.

Par ailleurs, il existe des systèmes de protections spécifiques aux rayonnements tels que[19]:

- La distance d'éloignement de la source de rayonnements

- L'activité de la source

  • Diminuer les quantités de matière radioactive engagées

  • Diluer les gaz radioactifs

  • Attendre la décroissance radioactive des éléments

- La durée de l'exposition aux rayonnements

- L'écran de protection entre la source et les personnes choisi en fonction des caractéristiques des rayonnements ionisants émis (exemple : murs de béton, parois en plomb...)

2.5.2.5.2   EPI

Ils doivent[14] :

- Limiter les risques de contamination (gants, surbottes, tenue ventilée...)

- Limiter l'exposition externe (tabliers en plomb, cache-thyroide, lunettes...)

- Mesurer l'exposition (dosimètres...)

92

[14]. **Dillenseger, J.P. Moerschel, E.** *Guide des technologies de l'imagerie médicale et de la radiothérapie.* s.l. : Elsevier Masson, 2009. p. 380.

[19]. **Gauron, C. Servent, J.P. Dornier, G.** Les rayonnements ionisants. *Inrs.* [En ligne] 2005. www.inrs.fr. ED 5027.

2.5.2.6 Contre le risque mécanique
2.5.2.6.1 EPC

Il existe des moyens de protection pour tout élément industriel ; en effet, toute conception d'équipement, de locaux[37]... est prévu à la base avec des systèmes de protection. Je ne citerai donc que quelques systèmes dans ce chapitre :

- L'insonorisation des locaux :

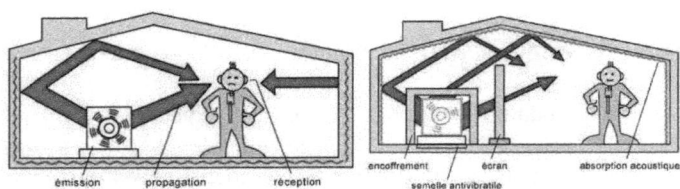

émission propagation réception   encoffrement écran absorption acoustique
semelle antivibratile

Figure 43 : Protections collectives en terme d'insonorisation[29]

- Les systèmes, plus généraux, mais non négligeables de balisage avec des panneaux de signalisation (obligations/interdictions/ signalisations)
- Les carters de protection
- Les arrêts d'urgence
- La consignation
- Les systèmes de détection des personnes, à l'approche,

93

[29]. **INRS.**. Le bruit. *INRS*. [En ligne] 2009. www.inrs.fr.

[37]. **ISO.** Norme ISO 12100-1. *Sécurité des machines.* 2003.

2.5.2.6.2 EPI

On peut citer[41] :

- Protecteurs de la tête : casques de protection avec ou sans visière

- Protecteurs de l'ouïe : bouchons d'"oreilles, casques, coquilles adaptables aux casques de protection, serre-tête, protecteurs contre le bruit équipés d'appareils d'intercommunication...

Niveau sonore en dB	Durée d'exposition maximale
80	8 h
83	4 h
86	2 h
89	1 h
92	30 min
95	15 min
98	7,5 min

Tableau 7 : Durée d'exposition en fonction du niveau sonore[29]

- Protecteurs des yeux et du visage : lunettes, visières, écrans faciaux, masques...

- Protecteurs des mains et des bras : gants contre les agressions physiques, moufles, doigtiers...

[29]. **INRS..** Le bruit. *INRS.* [En ligne] 2009. www.inrs.fr.

[41] **Lauwerys, R. Haufroid, V. Hoet, P. Lison, D.** Toxicologie industrielle et intoxications professionnelles. s.l. : Elsevier Masson, 2007. p. 938.

- Protecteurs des pieds et des jambes : chaussures et bottes de sécurité, chaussures avec protection complémentaire du bout de pied, sur-chaussures, de protection contre la chaleur, le froid, les vibrations, antistatiques, isolantes...
- Protecteurs de la peau : crèmes barrières, pommades...
- Protecteurs du tronc et de l'abdomen : contre les agressions mécaniques
- Protecteurs du corps entier : harnais de sécurité, vêtements de protections, combinaisons...

2.5.2.7 Mise en place des systèmes de protection

Elle passe par plusieurs étapes clefs[35] :

- Evaluation des risques (**cf. annexe 5**)
  - Identifier des activités ou zones à risques
  - Comprendre les causes d'accidents
  - Exploiter par exemple les données figurant dans des fiches de recueil des circonstances d'accidents / utilisation de la méthode dite « arbre des causes » entre autres.
- Recherche de solutions de prévention

  Prendre en compte l'expérience des salariés par la mise en place de groupes de travail pour analyser les situations de travail à risques, rechercher des solutions, confronter les points de vue, examiner la validité des solutions.

[35]. **INRS..** Protection individuelle. *INRS.* [En ligne] 2006. www.inrs.fr.

- Recherche de protections (collectives puis individuelles) adaptées

- Informer sur l'utilisation optimale des protecteurs

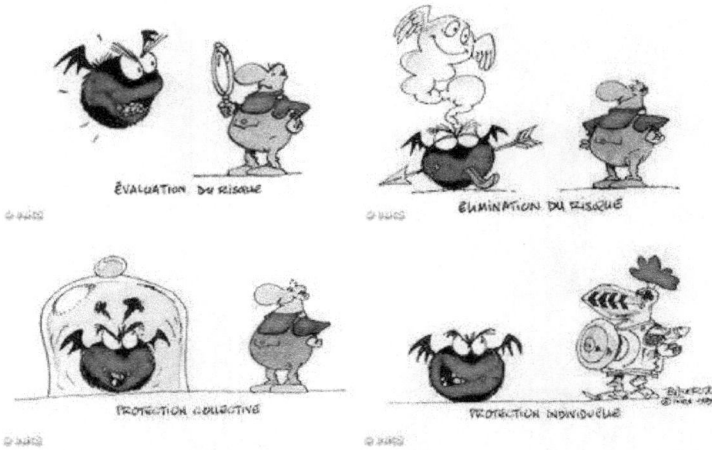

Figure 44 : Principe de prévention des risques[35]

Pour conclure, les protections sont suffisantes en routine par contre lors d'intercampagne ou de maintenance, la consignation des installations est nécessaire.

---

 [35]. **INRS.**. Protection individuelle. *INRS*. [En ligne] 2006. www.inrs.fr.

CHAPITRE 3 : LA CONSIGNATION

La prise de conscience que de nombreux accidents ou incidents peuvent être évités d'une part et que la solution était à portée de main, d'autre part, a permis d'amener la démarche de consignation.

3.1 Historique

A l'origine, la consignation correspondait au « dépôt d'une somme ou d'autre chose entre les mains d'une personne publique »[52]. Puis, cette expression prit une connotation juridique par « l'action de déposer, préalablement à certains actes, le montant de l'amende qui peut être encourue par l'issue d'un procès »[5].

Ce n'est que récemment que celle-ci a pris sa signification dans l'Industrie Chimique puis Pharmaceutique.

3.2 Dans l'Industrie pharmaceutique
3.2.1 Principe général

La consignation consiste à sécuriser une installation ou un équipement pour réaliser en toute sécurité les interventions ou opérations de maintenance[53].

[5]. **Braudo, S.** Définition de consignation. *Dictionnaire juridique.* [En ligne] 2010. http://www.dictionnaire-juridique.com.

[52]. **Meliene, J. P.** *Dictionnaire de l'Académie française.* s.l. : Libraire-éditeus, 1835. p. 416.

[53]. **Michel, F.** *Consignation Déconsignation.* s.l. : Ptolémée, 2010. p. 8.

On distingue 3 types de consignation :

- Electrique

- Fluides

- Mécanique

Type de consignation	Risques	Exemples
Electrique	• Electrisation ou électrocution • Blessures graves lors d'une intervention sur un équipement utilisant la force motrice électrique	➤ Travaux sur ou à proximité des pièces nues sous tension ➤ Remplacement d'un moteur électrique, pénétration dans un réacteur équipé d'un agitateur, intervention sur un broyeur
Fluides	• Brûlure thermique ou chimique	➤ Travaux sur réseau d'eau surchauffée (remplacement d'une vanne, d'un joint...) ➤ Intervention sur générateur de vapeur ➤ Intervention sur circuit de NEP/SEP
Mécanique	• Pincement, coupure, brûlure légère • Ecrasement, sectionnement, blessures graves	➤ Remplacement d'une pompe ➤ Chaine de transport, centrifugeuse avec ouverture mécanique, fermenteur avec vérin d'ouverture.

Tableau 8 : Risques associés au type de consignation[53]

Certains équipements nécessitent plusieurs types de consignation à la fois.

[53]. **Michel, F.** *Consignation Déconsignation.* s.l. : Ptolémée, 2010. p. 8.

La consignation constitue une succession d'opérations destinées à assurer la protection des personnes et des installations contre les conséquences d'un maintien accidentel ou d'un retour intempestif d'énergie sur un équipement[53].

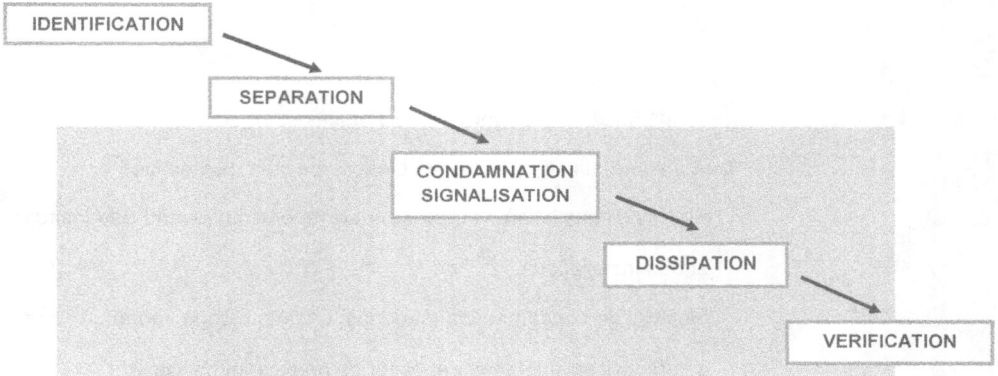

Figure 45 : Etapes de la consignation

Identification : identifier les organes à manœuvrer pour assurer l'isolement.

Séparation : manœuvrer les organes pour supprimer l'énergie qui alimente ou traverse l'installation.

Condamnation : immobiliser l'organe de séparation par un dispositif approprié afin d'empêcher sa manœuvre par une personne non habilitée ; une étiquette est apposée sur l'organe afin de signaler l'état consigné, la date, l'objet de l'arrêt et le nom du chargé de consignation.

[53]. **Michel, F.** *Consignation Déconsignation.* s.l. : Ptolémée, 2010. p. 8.

<u>Dissipation ou purge :</u> éliminer toutes les énergies potentielles et résiduelles ou l'évacuation des produits dangereux : pression, température, vidange.

<u>Vérification :</u> s'assurer de l'absence d'énergie dans l'installation par des moyens de mesure.

3.2.2 Mise en œuvre
3.2.2.1 Les moyens techniques et organisationnels

Tout d'abord, un certain nombre d'éléments sont nécessaires[65] :

- Plan de l'installation : utilisé pour se repérer au niveau des locaux et des installations
- Matériel de condamnation (cadenas, chaîne, bloque vanne...) : sert à immobiliser un élément et éviter de pouvoir le manœuvrer
- Matériel de signalisation (pancartes, panonceaux...) : permet d'avoir une connaissance de l'état de l'équipement
- Matériel de dissipation (Cales, étais, conducteur de mise à la terre, traitement de fluide...) : utilisé pour supprimer tout énergie résiduelle
- Matériel de vérification d'absence d'énergie (VAT, manomètre, détecteurs)
- Formulaire d'attestation de consignation : delivré aux intervenants pour les assurer de la consignation

---

101 | [65]. **SEP.** Matériel de consignation. *La Signalisation de sécurité.* [En ligne] 2010. www.sep-sa.com.

- Plan de Prévention : permet aux entreprises utilisatrices et extérieures de prendre connaissance des risques auxquelles elles sont exposées, vis à vis de leurs activités respectives.

3.2.2.2 Les moyens humains

Trois personnes sont impliquées dans le processus de consignation[3] :

- *Le demandeur :* personne désignée, chargée d'effectuer un travail prédéfinie sur une installation et possède la compétence et la formation nécessaire. Ce peut être une personne de l'entreprise ou d'une entreprise extérieure, une équipe, pilotée par un chef d'équipe, interne ou externe à l'entreprise.

- Le *chargé de consignation :* personne compétente désignée par le chef d'entreprise pour effectuer la consignation et la déconsignation d'une installation. Il est chargé de prendre ou de faire prendre les mesures de sécurité qui en découlent.

- *L'exploitant :* personne propriétaire ou bénéficiaire de l'installation à consigner. Il doit être averti et consentant de l'indisponibilité de son installation.

3.2.2.3 Les exigences réglementaires

Il existe dans le code du travail deux types de textes qui vont rendre indirectement la consignation / déconsignation obligatoires[3].

---

[3]. **Bellon, L. Baudu, R. Aubertin, R.** Plan de prévention-Consignation Déconsignation. *Master PRNT.* [En ligne] 2004. www.master-prnt.com.

Les textes écris par les CRAM, INRS et autres organismes sont plus précis. Ils ne fixent pas l'obligation mais expliquent la conduite à tenir pour consigner et déconsigner en toute sécurité.

3.2.2.3.1 Les exigences réglementaires techniques

Décret juillet 92-767 :

Fixant les règles techniques pour les équipements neufs installés après janvier 1993 (dont organes de consignation)

Décret janvier 93-40 :

Fixant les règles techniques pour les équipements en service avant janvier 1993 (dont organes de consignation)

3.2.2.3.2 Les exigences réglementaires organisationnelles

Décret janvier 93-41 :

Fixant les dispositions d'organisation et de formation applicables à une entreprise (dont obligation légale d'établir des procédures).

---

³. **Bellon, L. Baudu, R. Aubertin, R.** Plan de prévention-Consignation Déconsignation. *Master PRNT.* [En ligne] 2004. www.master-prnt.com.

3.2.2.4   Intérêts de la procédure de consignation

Des machines, des appareils ou des installations mis à l'arrêt pour interventions ou travaux sont chaque année, à l'origine de nombreux accidents du travail.

Ces accidents sont dus au contact d'un ou plusieurs salariés avec[3] :

- Des pièces nues sous tension électrique

- Des fluides chimiques ou dangereux

- Des pièces en mouvements

Le retour d'expérience de ces accidents met en évidence les causes suivantes :

- L'absence de consignation ou de mise à l'arrêt de l'installation en travaux.

- Une consignation mal effectuée souvent incomplète de l'installation en travaux.

3.2.3 La déconsignation

La déconsignation est le processus inverse de la consignation ; c'est-à-dire la remise en service d'une installation. Elle ne peut être réalisée qu'après réception de l'attestation de fin de travaux (assurance du bon remontage ; de la mise en sécurité des intervenants…)[3].

---

[3]. **Bellon, L. Baudu, R. Aubertin, R.** Plan de prévention-Consignation Déconsignation. *Master PRNT.* [En ligne] 2004. www.master-prnt.com.

3.3 Principe chez Sanofi Pasteur

3.3.1 Méthodes adoptées

La consignation doit toujours être faite en **2 points** dont **un qui doit être condamné** (cadenas, coffres cadenassés…)[53].

- Vanne simple et joint plein

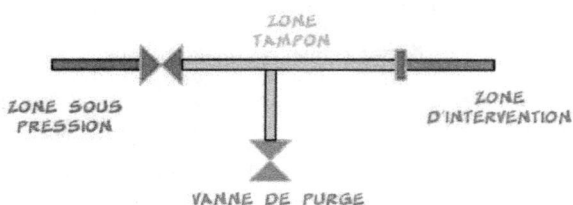

Figure 46 : Principe avec vanne simple et joint plein[53]

- Vanne simples et trois voies

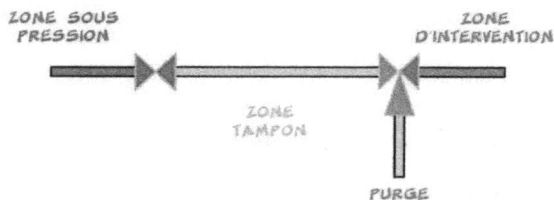

Figure 47 : Principe avec vanne simple et 3 voies[53]

[53]. **Michel, F.** *Consignation Déconsignation.* s.l. : Ptolémée, 2010. p. 8.

- Double vannes purge

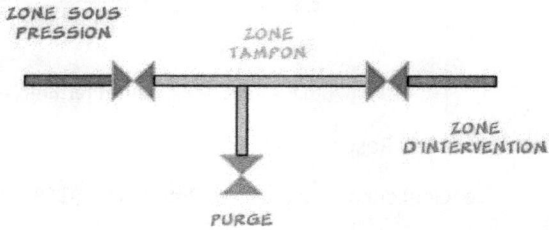

ZONE SOUS
PRESSION

ZONE
TAMPON

ZONE
D'INTERVENTION

PURGE

Figure 48 : Principe avec double vanne purge[53]

Cependant, certaines méthodes sont à proscrire, pour éviter tout risque de surpression dans la tuyauterie ou de fuite :

- Vanne seule fermée

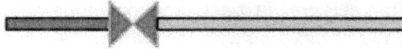

Figure 49 : Principe avec vanne seule fermée[53]

- Vanne de régulation

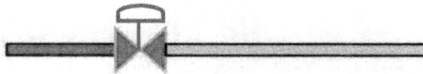

Figure 50 : Principe avec vanne de régulation[53]

[53]. **Michel, F.** *Consignation Déconsignation.* s.l. : Ptolémée, 2010. p. 8.

- Deux vannes fermées en série

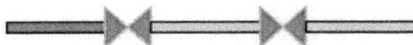

Figure 51 : Principe avec deux vannes fermées en série[53]

3.3.2 Responsabilités

Le Gestionnaire d'outil de Production (GOP) met à disposition son équipement et s'assure de la bonne réalisation des consignations[53].

L'action de consignation est réalisée par le chargé de consignation qui peut être propriétaire de l'équipement, le GOP ou toute personne désignée qui en a la délégation à la condition d'avoir l'habilitation en rapport. Cependant, le chargé de consignation ne peut pas être le chargé de travaux[53].

Par ailleurs, la personne qui consigne n'est pas forcément celle qui déconsigne.

Le chargé de consignation peut se faire aider d'une personne des Services Techniques sous certaines conditions.

La délégation à un prestataire n'est possible que sous certaines conditions[53]:

- **Tension < 500 V**

- **Intensité < 63 A**

- **Température < 150 °C**

---

107   [53]. **Michel, F.** *Consignation Déconsignation.* s.l. : Ptolémée, 2010. p. 8.

- **Pas d'eau surchauffée**

Pour les **tensions > 500V**, seuls les électriciens habilités peuvent réaliser les consignations.

Pour **l'eau surchauffée**, seuls les Services techniques peuvent réaliser la consignation.

3.3.3 Documents de consignation
3.3.3.1 Registre de consignations

Lors de la création du bâtiment, un registre de consignation est ouvert qui regroupe l'intégralité des consignations (fluides, mécanique, électrique).

Il est fourni par les Services techniques et un responsable par bâtiment est désigné pour la tenue et la mise à disposition de ce registre.

Chaque élément consigné est associé à un numéro d'attestation de consignation unique

Cf. annexe 2.

3.3.3.2 Etiquettes de consignations

Elle est apposée sur chaque élément condamné. Le numéro d'attestation de consignation doit être reporté sur ces étiquettes cartonnées jaunes.

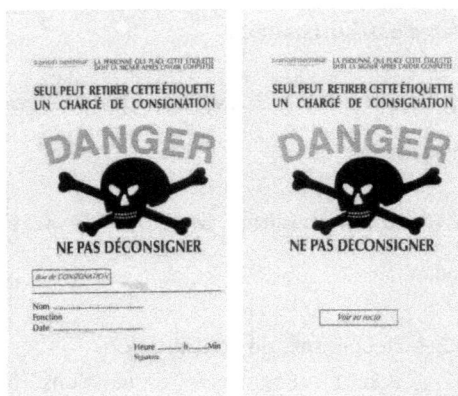

Figure 52 : Etiquettes de consignation[53]

3.4 Exemple du Phénol

3.4.1 Evaluation des risques et des besoins

Le début du projet a été la constitution du groupe, suivi d'une analyse approfondie de l'installation et du process afin d'appréhender les points critiques et les aspects les moins maitrisés à l'aide du plan de l'installation.

Cette analyse est passée par :

- Une étude des fonctions NEP

- Une identification des organes et des lignes

- L'étude des relations avec les zones connexes

- Une visite Sécurité (état des cuves).

[53]. **Michel, F.** *Consignation Déconsignation.* s.l. : Ptolémée, 2010. p. 8.

Suite à cette analyse, un bilan a été établi avec détermination des incohérences de l'installation :

- Existence de 3 zones non nettoyées (2 lignes rejets, 1 bras mort au niveau de la canne aspirante)

- Zones au niveau de la tuyauterie non identifiées

Cependant, un niveau d'encrassement normal des cuves a pu être observé.

3.4.2 Plan d'actions

Celui-ci a été établi ensuite, par identification des actions à mettre en place dans divers domaines :

- Modifications installation

- Modifications logiciel SCC

- Rédaction de procédures de consignation…

Pour chaque action, un délai et une ou plusieurs personnes ont été identifiées.

Cf. annexe 8.

3.4.3 Mise en œuvre de la consignation
3.4.3.1 Méthodologie

Juste après l'accident, un arbre des causes a été créé puis un groupe projet pluridisciplinaire s'est mis en place afin d'en comprendre l'origine.

<u>Constitution du groupe :</u>

- Service HSES

- GOP

- Services techniques

- Production

- Magasiniers.

Ce projet, dans le cadre de mise en place des consignations, aura permis :

- La sécurisation de l'équipement

- Une meilleure connaissance et maîtrise de l'installation

- De faciliter les interventions ultérieures.

3.4.3.2   Rédaction de documents
3.4.3.2.1 Procédure de consignation

Une des finalités du projet était de rédiger une procédure adaptée à toute personne devant consigner pour pouvoir faciliter la consignation.

Ce document recense un certain nombre de chapitres ;

1. **Plans du bâtiment**
   Préparation phénol
2. **Précautions particulières-Sécurité**
3. **Mode opératoire**
4. **Instructions pratiques**
5. **Vérification des prérequis**
   Prérequis 1, 2, 3, 4
6. **Traitement ligne phénol**
7. **Consignation complète de l'installation**
   Consignation de la clarinette NEP
   Consignation des agitateurs
   Consignation des pompes
8. **Purge de l'installation**
9. **Tests des purges**
10. **Déconsignation de l'installation**

Figure 53 : Exemple de procédure de consignation pour le Phénol

Cf. annexes 3 et 4.

Chaque couleur correspond à un chapitre ; celle-ci est retrouvée au niveau des paragraphes correspondants.

Le chargé de consignation ou son assistant devra suivre, dans l'ordre chronologique, la procédure et apposer son VISA, à chaque opération réalisée. Ensuite, le chargé de consignation vérifie que l'ensemble des actions ont été réalisées.

3.4.3.2.2 Procédure de port des EPI

Le fait de mettre en place ce projet, a remis en cause les règles actuelles de port des EPI au sein des locaux ; ainsi, en interaction avec le service HSES, ces règles ont été éclaircies en attribuant précisément les EPI aux locaux correspondants.

Pour ce faire, nous avons dû modifier la procédure existante d'accès aux zones et de port des EPI.

3.4.3.3 Modifications mises en œuvre
3.4.3.3.1 Modifications d'installation

La sécurisation du local phénol est passée par des modifications de l'installation qui ont été jugées nécessaires dans le cadre d'un projet comme celui-ci.

Par ailleurs, ces modifications ont été mises en place suite à des devis avec une contrainte de temps de part la proximité de l'arrêt d'été.

Ces changements se sont fait dans deux domaines :

- Tuyauterie

- Maçonnerie.

3.4.3.3.2 Modifications de logiciel

Egalement, pour assurer un nettoyage conforme de l'installation, nous avons dû créer de nouvelles fonctions de rinçage à l'eau des différentes lignes de rejets (Phénol lourd, léger, égouts) ; nous avons préalablement créé, en partenariat avec le service EIT (Ingénierie et Technologie Industrielle), des analyses fonctionnelles, qui une fois codées ont donné les futures fonctions.

Le rinçage est basé sur une pousse à l'air optimisée préliminaire dans la ligne rejets phénol lourd, un rinçage à l'eau déminéralisée puis à l'eau purifiée ultrafiltrée et une pousse à l'air finale dans les 3 lignes rejets.

Ces fonctions, une fois créées, ont été testées sur une plateforme, puis ont été regroupées en recette, dans le but de n'avoir à lancer que cette dernière et non pas chaque fonction à la suite l'une de l'autre. Enfin, le test en réel sur les équipements, a permis de vérifier qu'il n'y avait aucune anomalie qui serait passée inaperçue en plateforme.

La création et la qualification de ces fonctions ont généré un coût de 15 000 euros.

3.4.3.4   Mise en place des essais

Les essais de fonctions et de procédure se sont fait pendant l'arrêt d'été, juste avant les travaux de maçonnerie et tuyauterie, pour assurer la sécurité des intervenants.

La première étape a été de vérifier en pratique la cohérence de la procédure pour le nettoyage en manuel et la consignation.

Nous avons fait un premier prélèvement, afin d'évaluer l'évolution de la concentration, sur la ligne rejets Phénol lourd au cours des traitements ; nous avons obtenu une valeur de 14.6mg/L.

Après le traitement des lignes prévu et réalisée dans son ensemble, nous avons eu des résultats plus qu'acceptables en terme de concentration au niveau des purges des lignes rejets :

- Rejets phénol lourd : 1.7 mg/L

- Rejets phénol léger : 0.3 mg/L

Nous avions déterminé une valeur de 5mg/L maximum au niveau des purges des installations pour définir qu'elles étaient rincées de manière optimale.

Par conséquent, la procédure de consignation s'est avérée conforme sur le déroulement du nettoyage de l'installation.

La deuxième étape a été de mettre en œuvre la consignation prévue dans la procédure, à savoir :

-   Purger l'installation et trouver de nouveaux points de purge si nécessaire

-   Condamner les points de consignation

En résumé, cet essai a permis de trouver un point de purge en plus, et de valider les points de consignation.

Par ailleurs, nous avons dû tester les fonctions de rinçage à l'eau créées pour assurer un nettoyage conforme de l'installation avant la maintenance qui a lieu tous les 2 ans.

Il a d'abord fallu créer une recette (enchainement des fonctions), puis chaque fonction a été déroulée en réel ; ce qui a permis de :

- Vérifier la conformité du codage

- Supprimer les éventuels défauts qui apparaissent lors de la mise en marche des fonctions

- S'assurer de la conformité du nettoyage.

3.4.4 Analyse de l'expérience

Par cet exemple, nous pouvons voir que la mise en place d'une consignation nécessite tout un cheminement.

Dans un premier temps, analyser les déficits à combler de manière à optimiser au maximum la Sécurité.

Dans un deuxième temps, déterminer les points de consignation, rédiger la procédure, sensibiliser les intervenants et leur montrer la conduite à suivre .

CONCLUSION

L'industrie pharmaceutique est le secteur économique qui regroupe les activités de recherche, de fabrication et de commercialisation des médicaments pour la médecine humaine ou vétérinaire. De ce fait, ces dernières doivent toujours être à la pointe de la technologie et donc innover en permanence. Cette modernité est également associée à une pression de la concurrence et des autorités qui font que les laboratoires ne peuvent pas se permettre d'être « suiveurs » et non « leaders ».

Ces faits entrainent, par conséquent de nombreux accidents d'origine humaine.

De plus, ces changements entraînent des risques non négligeables au quotidien, pour :

- Les Hommes

- Les équipements

Dans ce contexte précis, la mise en place de méthodes de gestion des risques est nécessaire pour une maîtrise parfaite et globale.

La consignation fait partie de ces méthodes et a pour but de sécuriser les équipements ou locaux avant toute intervention. Cependant, elle peut être contraignante dans sa mise en œuvre de part :

- Sa complexité (connaissance de l'équipement..)

- Sa durée de mise en place et sa difficulté à être réalisée dans l'urgence

- Le fait qu'elle peut ne pas se suffire à elle-même si les installations ne sont pas sécuritaires.

Les méthodes de gestion des risques sont donc omniprésentes au sein de l'Industrie Pharmaceutique mais sont-elles suffisantes ?

ANNEXES

LISTE DES ANNEXES

Annexe 1 : Etude de la durée de vie des colonnes charbon

	Phénol brut dilué			Colonne d'attaque		Colonne de sécurité	
C(mg/L)	m (g)	Volume passé (L)		C(mg/L)	DO	C(mg/L)	DO
13730	0	0		0	0	0	0
12130	52640	3834		3,9	0,0558	3,7	0,0529
29310	52640	3834		0,3	0,0049	1,6	0,0235
6030	136026	6679		1,5	0,0215	1,6	0,0227
29550	136026	6679		20	0,0064	117	1,674
14390	253250	10646		5090	0,7287		

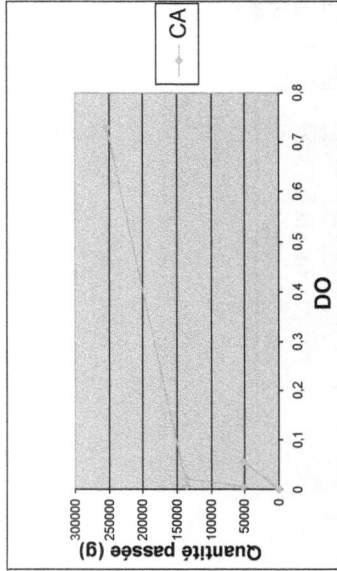

CA

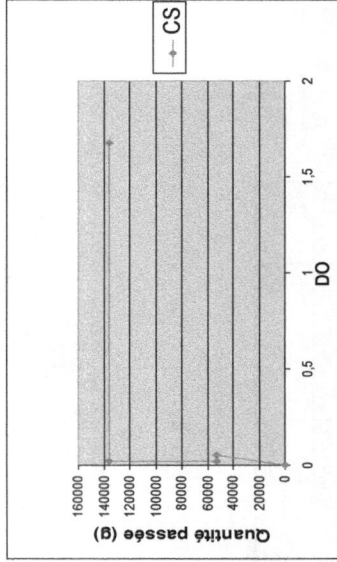

CS

Phénol brut dilué			Colonne d'attaque		Colonne de sécurité	
C(mg/L)	m (g)	Volume passé (L)	Concentration	DO	Concentration	DO
18420	0	0	0,3	0,0039	3,3	0,0473
14800	100978	5482	0,9	0,0124	0,8	0,0109
29610	105418	5782	0	0	1,4	0,02
32100	226137	9859	10100	1,4455	0,6	0,0091

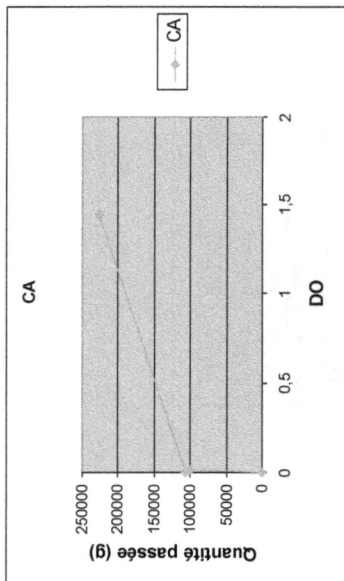

CS

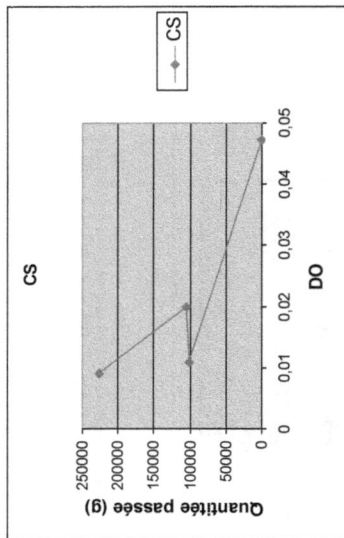

CA

Phénol brut dilué			Colonne d'attaque		Colonne de sécurité	
C(mg/L)	m (g)	Volume passé(L)	Concentration	DO	Concentration	DO
32290	0	0	0,8	0,0113	0	0
11530	134939	4179	0,9	0,0133	0,9	0,0134
25200	191770	4929	11,8	0,1685	0,3	0,0044
15510	309101	9585	3980	0,5702	0,7	0,0099

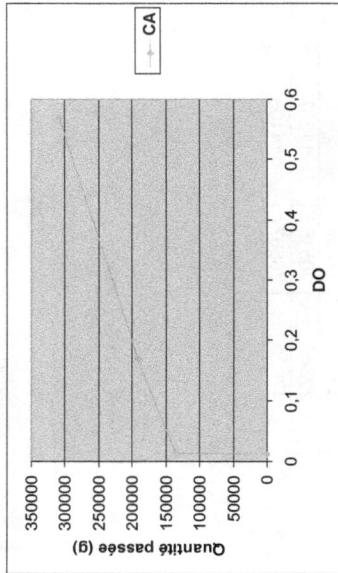

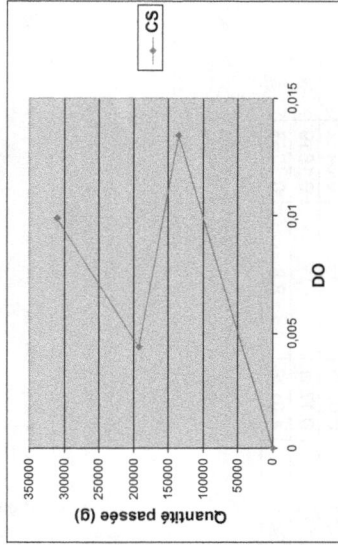

Phénol brut dilué			Colonne d'attaque		Colonne de sécurité	
Concentration	m (g)	Volume passé	Concentration	DO	Concentration	DO
16570	0	0	2,4	0,0337	1,2	0,0169
32230	83893	5063	3,5	0,0496	1,3	0,0191
19050	85550	5163	10,9	0,1565	1,4	0,0198
20100	148567	8471	2,1	0,0305	3	0,0422
22340	205168	11287	12,1	0,1731	12,7	0,1819
17620	268077	14103	343,3	4.9128	8,8	0,1263

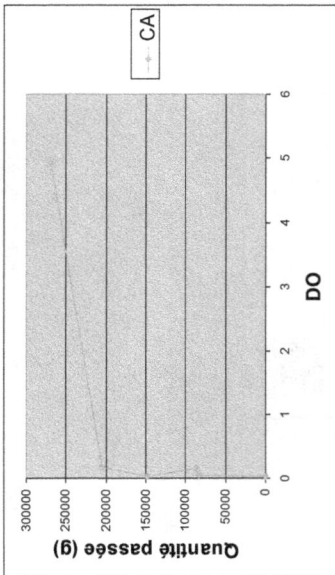

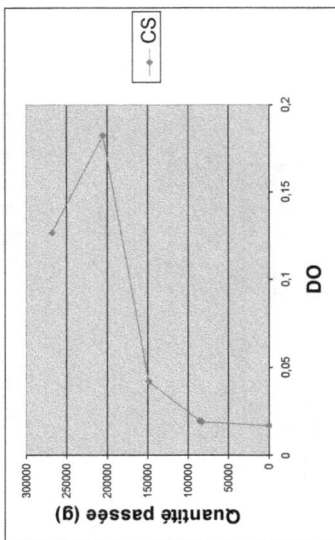

Phénol brut dilué			Colonne d'attaque		Colonne de sécurité	
Concentration	m (g)	Volume passé	Concentration	DO	Concentration	DO
20700	0	0	1,6	0,0234	0,1	0,0019
16680	104203	5034	1,9	0,0266	0,4	0,005
34100	188170	5034	2,6	0,0371	2,1	0,0304
4790	526237	9914	340,2	4,8689	15,7	0,2253

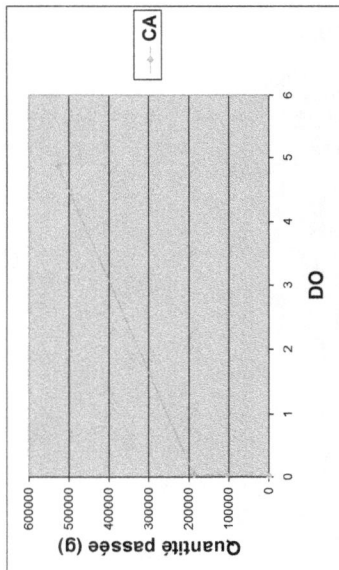

CA

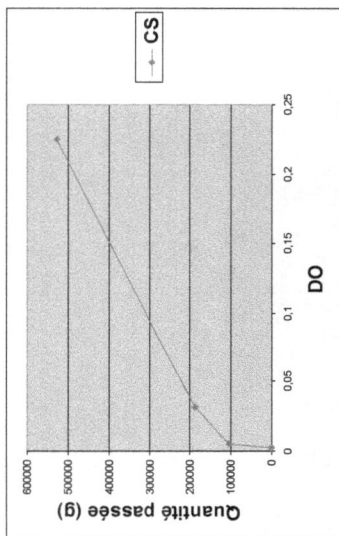

CS

Annexe 2 : Registre de consignations

sanofi pasteur

ATTESTATION DE CONSIGNATION

sanofi pasteur

TYPE DE CONSIGNATION :   N° 1451

Eau surchauffée ☐   Fluides distribués ☐   Électrique : BT ☐   HT ☐
                           (eau déminée, eau potable, etc.)

Mécanique ☐
                                                                                          DATE :

À remplir par le chargé de travaux

Le chargé de travaux M.	habilitation (électrique) :
des établissements ou service	
est chargé de l'exécution des travaux suivants :	BÂT :
	n° OT :
Sur l'installation ci-après :	

Le chargé de consignation	Tél. :
atteste qu'en vue de l'exécution de ces travaux, il a consigné :	

À remplir par le chargé de consignation

Le chargé de travaux, dont la consignation lui est certifié par la présente attestation, pourra travailler après avoir pris les mesures de sécurité qui lui incombent (vérification d'absence de tension, vidange, rinçage, dissipation d'énergie, etc.)

DISPOSITIONS PARTICULIERES :
L'avis de fin de travaux devra être rendu au plus tard   à ....h ....min
Le délai de restitution des installations en cas d'urgence est de ....h ....min

Attestation délivrée à..............h.........min au chargé de travaux qui s'engage à respecter les prescriptions de sécurité en vigueur

Signatures :

Le chargé de consignation	Le chargé de travaux

Aucune priorité ne peut s'exercer au détriment de la sécurité. Alerter les points critiques.

5. Vérification des prérequis

5.1. Prérequis 1 : 4 mois avant

Local	EPI	Désignation de l'action	Vérification	Visa de conformité	Conformité globale
		✓ Etre formé sur les risques liés à l'utilisation des produits chimiques (2h)	☐ Formation faite le………………		Prérequis 1
		✓ Etre formé à la consignation/déconsignation	☐ Formation faite le………………		Visa :

5.2. Prérequis 2 : 3 semaines avant

Local	EPI	Désignation de l'action	Vérification	Visa de conformité	Conformité globale
		✓ Vérifier qu'il y a une colonne d'attaque d'avance pleinement opérationnelle	☐ Colonne d'avance ou commandée par............... le...............		
		✓ Commander 6 contenants (Defibox 400L) pour la vidange des cuves phénol lourd	☐ Commande passée par............... le...............		Prérequis 2 <u>Visa :</u>
211	(Chimique)	✓ Etre formé à l'utilisation du spectrophotomètre (faire les mesures de concentration en phénol sur les rejets)	☐ Formation faite le...............		

5. Vérification des prérequis

5.1. Prérequis 1 : 4 mois avant

✓ Se former sur les risques liés à l'utilisation des produits chimiques (2h)

➢ Demander une inscription si nécessaire

Responsable formation

✓ Se former à la consignation/déconsignation

➢ Demander une inscription si nécessaire

Responsable formation

5.2. Prérequis 2 : 3 semaines avant

✓ Vérifier qu'il y a une colonne d'attaque d'avance pleinement opérationnelle

Responsable : V. Arlin ou M. Daouadji

✓ Commander 6 contenants (Defibox 400L) pour la vidange des cuves phénol lourd

➢ Demander aux responsables de passer une commande au R8

Responsable : V. Arlin ou M. Daouadji

✓ Etre formé, avoir les accès et le statut maitrise pour le SCC

➢ Se loguer dans le SCC

➢ Vérifier pour chacune des zones (150, 153, 154), la présence du statut maîtrise

✓ Etre formé à l'utilisation du spectrophotomètre (faire les mesures de concentration en phénol sur les rejets)

➢ Par une personne habilitée

CONSIGNES DE SECURITE

Campus Mérieux - Marcy l'Etoile

Lieu d'intervention :

RISQUES

Type biologique (classe 2 ou 3) —
remplir obligatoirement
le code à Risques Biologiques ☐
Type :
- Chimique ☐
- Inflammable, explosible ☐
- Sous-pression ☐
- Chaleur / vapeur ☐
- Électrique ☐
- Froid < -20° C ☐
- Azote ☐

Matériel ou pièces en mouvement ☐
Travail en hauteur (> 3 mètres) ☐
Zone ATEX (atmosphère explosible) ☐
Environnement ☐
Autres : .... ☐

PRECAUTIONS A PRENDRE

Consignation équipement : Mécanique ☐
   Électrique ☐
   Fluide ☐
Décontamination, lavage (outil, matériel, ...) ☐
Vidange équipement, tuyauterie ☐
Balisage zone ☐
Douche avant entrée en zone ☐
Tenue de zone ☐
Stockage produits dangereux (rétention) ☐
Tri, Évacuation des déchets ☐
Maîtrise consommation eau ☐
Maîtrise consommation énergie ☐
Utilisation de matériel ATEX ☐
Mesure oxygène ☐
Autres : .... ☐

PROTECTIONS INDIVIDUELLES

Lunettes de sécurité ☐
Visières ☐
Masque, type .... ☐
Gants, type .... ☐
Harnais sécurité conforme ☐
Vêtements protection chimique ☐
Protections anti-bruit ☐
Protections froid ☐
Casque ☐
Chaussures de sécurité ☐
Protections Travail/fer froid ☐

Explosimètre ☐
Détecteur de gaz : .... ☐
Autres : .... ☐

RISQUES BIOLOGIQUES

Précédent bâtiment visité dans la journée (risque de contamination croisée) : .... → Décision d'accès interdit ☐
  Après autorisé avec douche ☐
  Accès possible sous conditions ☐

Si accès possible sous conditions :
Germes(s) manipulé(s) sur le lieu d'intervention classe 2 ☐
(nom du(es) germe(s) ....) classe 3 ☐ → Vaccination : voir fiches signalétiques

AUTORISATIONS PARTICULIERES

Permis de feu ☐   Entrée dans une enceinte close ☐   Accès toiture ☐   Autre .... ☐

Date / heure : ...... / ...... / 200... à ...... h	Visa/Nom demandeur :
Durée de validité :	Visa/Nom intervenant :
	Nom de la société :

Numéro d'urgence : 18 (poste fixe)   P.C. Surveillance : 33364

Annexe 6 : PID Local Préparation de Phénol

132

Annexe 7 : PID Local Rejets Phénol

Bât. V12 SGx — Sécurisation Local Phénol 150 : suivi du plan d'actions

Coordinateurs : T. CAVEY - P. SCIORTINO

Participants : P. CHARLES (PROD) - E. PLATROZ - Th. MASSE - B. GUERRIER (GOP) - J.JEANTET (ST) - D. CATHEBRAS (HSE)

Version du 29/03/10

N°	TYPE D'ACTION	DYSFONCTIONNEMENTS	DESCRIPTIF DES ACTIONS	RESPONSABLE ACTION	DATE FIN PREVISIONNELLE	ETAT	COMMENTAIRES
1	AUTOMATISME	Lignes non nettoyées	Analyse des fonctions NEP = F184/00 - F184/01 - F187/00 - F187/01 - F188/00	E. PLATROZ	24-nov-09	Terminé	3 zones non nettoyées = lignes rejets phénol lourd et léger + retour NEP fourreau chargement phénol
2	AUTOMATISME	Fonctions NEP incomplètes	Création fonctions NEP à l'eau pour permettre un rinçage efficace de l'installation	J. JEANTET E. PLATROZ	31-août-10	En cours	Avec poussé à l'air augmentée. Vu avec l'automaticien, création de 5fonctions de rinçage.
3	AUTOMATISME	Anomalie fonction NEP F188/00	Inclure battement vanne VPA027	J. JEANTET E. PLATROZ	31-août-10	En cours	Voir impact Qualifications avec Aqip. Vu avec l'automaticien, création de 5fonctions de rinçage.
4	INSTALLATION	Lignes / organes non identifiés	Identification de l'ensemble des organes et des lignes avec le sens d'écoulement du fluide	P. CHARLES	31-mars-10	Terminé	T. CAVEY
5	INSTALLATION	Présence de bras mort ou de zones de rétention	Repérage et mise en place de vannes de purge manuelles	B. GUERRIER	30-nov-09	Terminé	5 vannes manuelles identifiées + 2 raccords clamp en point bas
6	INSTALLATION	Zones connexes non intégrées dans l'arrêt installation zone 150	Identifier les organes des zones connexes 153 / 154 / 211 / 260 nécessaires à la consignation de la zone 150	P. CHARLES E. PLATROZ	31-mars-10	Terminé	Zones connexes = 153 (phénol léger) - 154 (phénol lourd) -211 (pneumo) - 260 (soluble)
7	INSTALLATION	Configuration installation non adaptée pour assurer sa consignation	Modification installation pour permettre rinçage et purge efficaces installation	B. GUERRIER J. JEANTET	30-août-10	En cours	Trou dans le mur pour amener les purges directement dans la fosse 154 avec présence d'un caillebotis sur la fosse. Elimination raccord clamp 154. Attente du devis.
8	INSTALLATION	Installation non adaptée à la sécurité du local	Aménagement du local : suppression des tuyaux de vidange éparpillés sur le sol	B. GUERRIER J. JEANTET	30-août-10	En cours	Tuyaux sous un support surélevé au centre avec les embouts des tuyaux affleurants sur lesquels les magasiniers viendront visser les tuyaux pour aller aux colonnes. Aménagement
9	INSTALLATION	Ligne rejets phénol lourd non rincée	Rinçage vers cuves phénol lourd 154 ou mise en place by-pass vers cuve rejets phénol léger 153	B. GUERRIER J. JEANTET	28-fév-10	Terminé	Evaluer faisabilité traitement eaux de rinçage via coût by-pass.
10	INSTALLATION	Encrassement lignes Rejets	Visite cuve phénol lourd	D. CATHEBRAS	17-nov-09	Terminé	Encrassement normal = pas de traitement chimique à prévoir
11	INSTALLATION	Points de consignation non déterminés	Identification des points de consignation	T. CAVEY	30-avr-10	Terminé	Etiquettes d'identification apposées sur la tuyauterie
12	INSTALLATION	Pas de recul sur capacité de traitement en phénol léger d'une colonne	Déterminer les ressources nécessaires pour traiter le volume de phénol léger avant la consignation	T. CAVEY F. BARTHE	30-avr-10	Terminé	Une colonne neuve sera en stock lors de la consignation.
13	INSTALLATION	Un seul badge pour deux entrées dans le local phénol	Suppression d'une entrée. Mise en place de pancartes sur l'autre porte d'entrée avec les EPI correspondant en fonction du stade dans le local phénol.	D. CATHEBRAS T. CAVEY P. CHARLES	30-avr-10	Terminé	Vu avec le serrurier. Vu avec le reprographie : entrée supprimée, pancartes reçues.
14	DOCUMENT	Pas de MON de consignation	Création d'un Protocole de consignation pour la Zone Rejet Phénol 150	D. CATHEBRAS T. CAVEY E. PLATROZ P. SCIORTINO	30-avr-10	En cours	En phase de relecture. 2 documents,
15	DOCUMENT	PID installation incomplet	Mise à jour PID en intégrant les vannes manuelles de purge	T. CAVEY E. PLATROZ P. SCIORTINO	30-juin-10	En cours	Intégrer vanne manuelles + clamp de purge + points de consignation. Voir avec M. Petit.
16	DOCUMENT	Modification de l'installation	Lancer les devis pour chacune des modifications retenues	J. JEANTET	31-mars-10	En cours	Réunion modification local phénol : V. ARLIN, P. CHARLES, E. PLATROZ, J. JEANTET, B. GUERRIER, T. CAVEY ; en attente du devis de la pompe et tuyauterie.
17	MISE EN OEUVRE	Préparation du Phénol = opération à risques	Visite Sécurité	D. CATHEBRAS	01-oct-09	Terminé	Avec le concours de M. Marcon
18	MISE EN OEUVRE	Pas de pousse à l'air et de rinçage sur les lignes rejets après la préparation du phénol	Modifications des pratiques pour qu'à la fin des préparations un traitement des lignes rejets soit effectué	P. CHARLES	31-déc-09	Annulé	Pas de nécessité car niveau d'encrassement réseau normal
19	MISE EN OEUVRE	Pas de recul sur efficacité Procédure Consignation	Planifier essai de consignation dès que installation disponible	P. CHARLES E. PLATROZ	05-août-10	Terminé	
20	MISE EN OEUVRE	Pas de fonction NEP à l'eau existante	Vérifier le bon fonctionnement de la procédure du NEP à l'eau	E. PLATROZ T. CAVEY P. SCIORTINO M. MARCON	30-avr-10	En cours	Réaliser cet essai sur un équipement disponible. P. Sciortino, M. Marcon, P. Charles, E. Platroz. OK pour 150, en attente de 211 et 260

TABLE DES ILLUSTRATIONS

LISTE DES TABLES

BIBLIOGRAPHIE

[1]. **Aria.** Evolution du retour d'expérience. *aria.* [En ligne] 2006. http://www.aria.developpement-durable.gouv.fr.

[2]. **Aromacopa.** Phénol. *Aromacopa.* [En ligne] 2009. www.aromacopa.com.

[3]. **Bellon, L. Baudu, R. Aubertin, R.** Plan de prévention-Consignation Déconsignation. *Master PRNT.* [En ligne] 2004. www.master-prnt.com.

[4]. **Bonnard, N. Brondeau, M.T. Jargot, D. Lafon, D. Miraval, S. Schneider, O.** Fiche toxicologique du phénol. *Inrs.* [En ligne] 1997. http://www.inrs.fr.

[5]. **Braudo, S.** Définition de consignation. *Dictionnaire juridique.* [En ligne] 2010. http://www.dictionnaire-juridique.com.

[6]. **Chemvironcarbon.** Adsorption. *Chemvironcarbon.* [En ligne] 2010. www.chemvironcarbon.com.

[7]. **Chemvironcarbon.** Charbon actif. *Chemviron carbon.* [En ligne] 2010. www.chemvironcarbon.com.

[8]. **CNAMTS.** Risque chimique-impacts environnementaux. *Inrs.* [En ligne] 2004. http://www.inrs.fr.

[9]. **CNRS.** Le risque chimique. *CNRS.* [En ligne] http://bip.cnrs-mrs.fr.

[10]. **CRAM.** Le risque mécanique. [En ligne] http://www.discip.ac-caen.fr/risques.professionnels.

[11]. **CSST.** Numéro CAS. *Comission de la Santé et de la Sécurité au travail.* [En ligne] 2010. http://www.reptox.csst.qc.ca.

[12]. **David, C.**. Déchets infectieux. *Inrs.* [En ligne] 2006. www.inrs.fr. ED 918.

[13]. **David, C.** Les agents biologiques. *Inrs.* [En ligne] 2004. www.inrs.fr. ED 117.

[14]. **Dillenseger, J.P. Moerschel, E.** *Guide des technologies de l'imagerie médicale et de la radiothérapie.* s.l. : Elsevier Masson, 2009. p. 380.

[15]. **DREAL, BARPI, DGPR.** Inventaire 2010 des accidents technologiques. *Aria.* [En ligne] 2010. http://www.aria.developpement-durable.gouv.fr.

[16]. **Dupuis, G.** Cours de chimie générale et organique. *Faidherbe.* [En ligne] 2001. http://www.faidherbe.org.

[17]. **Environnement, Dictionnaire.** Numéro index. *Dictionnaire environnement.* [En ligne] 2010. www.dictionnaire-environnement.com.

[18]. **Environnement, Dictionnaire.** Poste de Sécurité Microbiologique. *Dictionnaire Environnement.* [En ligne] 2010.
http://www.dictionnaire-environnement.com/poste_de_securite_microbiologique_psm_ID4971.html.

[19]. **Gauron, C. Servent, J.P. Dornier, G.** Les rayonnements ionisants. *Inrs.* [En ligne] 2005. www.inrs.fr. ED 5027.

[20]. **Gomez, G.** Les Phénols. *ABECEDAIRE de chimie organique.* [En ligne] 2010.

[21]. **Gouvernement.** Directive Seveso II. *Ministère de l'Ecologie et du developpement durable.* [En ligne] 2006. www.environnement-gouv.fr.

[22]. **Granarolo, M.**. Toxicité et dissémination dans l'environnement das phénols et chlorophénols. [Thèse]. Montpellier : s.n., 1984. p. 43.

[23]. **Granarolo, M.**. Toxicité et dissémination dans l'environnement des phénols et chlorophénols. [Thèse]. Montpellier : s.n., 1984. p. 57.

[24]. **Granarolo, M.**. Toxicité et dissémination dans l'environnement des Phénols et chlorophénols. [Thèse]. Montpellier : s.n., 1984. p. 58.

[25]. **Granarolo, M.** Toxicité et dissémination dans l'environnement des Phénols et chlorophénols. [Thèse]. Montpellier : s.n., 1984. p. 60.

[26]. **Harrison, K.** Phénol. *3D Chem.* [En ligne] 1998. http://www.3dchem.com.

[27]. **INRS.**. Explosion et lieux de travail. *INRS.* [En ligne] 2009. http://www.inrs.fr. ND2331.

[28]. **INRS.**. Introduction au risque électrique. *INRS.* [En ligne] 2007. www.inrs.fr.

[29]. **INRS.**. Le bruit. *INRS.* [En ligne] 2009. www.inrs.fr.

[30]. **INRS.**. Le stockage des produits chimiques au laboratoire. *INRS.* [En ligne] 2008. www.inrs.fr. ED 6015.

[31]. **INRS.**. Les risques biologiques en milieu de travail. *INRS.* [En ligne] 1999. http://www.inrs.fr. ED 5002.

[32].**INRS.**. Pictogrammes pour la signalisation de santé et de sécurité et l'étiquetage des produits chimiques. *INRS .* [En ligne] 2009. http://www.inrs.fr.

[33]. **INRS.**. Prévention des incendies sur les lieux de travail. *INRS.* [En ligne] 2005. www.inrs.fr. TJ 20.

[34]. **INRS.**. Principes généraux de ventilation. *INRS.* [En ligne] 2008. www.inrs.fr. ED 695.

[35]. **INRS.**. Protection individuelle. *INRS.* [En ligne] 2006. www.inrs.fr.

[36]. **INRS.** Risque chimique. *INRS.* [En ligne] 2008. http://www.inrs.fr.

[37]. **ISO.** Norme ISO 12100-1. *Sécurité des machines.* 2003.

[38]. **Jounes, N. Guerbet, M. Jouany, J.M. Hamel, J.** Toxicité aiguë comparée du phénol et d'une série de chlorophénols sur des organismes aquatiques et terrestres. *Revue des sciences et de l'eau.* 1999, pp. 167-173.

[39]. **Lapierre, D. Gaudreault, C.** Caractéristiques spectrales des Alcools, Phénols et Thiols. *Cheneliere Education.* [En ligne] 2008. www.cheneliere.info.

[40]. **Lauwerys, R. Haufroid, V. Hoet, P. Lison, D..** *Toxicologie industrielle et intoxications professionnelles.* s.l. : Elsevier Masson, 2007. p. 516.

[41]. **Lauwerys, R. Haufroid, V. Hoet, P. Lison, D.** Toxicologie industrielle et intoxications professionnelles. s.l. : Elsevier Masson, 2007. p. 938.

[42]. **Lauwerys, R. Haufroid, V. Hoet, P. Lison, D..** *Toxicologie industrielle et intoxications professionnelles.* s.l. : Elsevier Masson, 2007. p. 1228.

[43]. **Lenntech.** Phénol et environnement. *Lenntech.* [En ligne] 2009. http://www.lenntech.fr/phenol-environnement.htm.

[44]. **Maler, A.L.** Les Phénols. [Thèse]. St Etienne : s.n., 1997. p. 1.

[45]. **Maler, A.L..** Les Phénols. [Thèse]. St Etienne : s.n., 1997. p. 6.

[46]. **Maler, A.L..** Les Phénols. [Thèse]. St Etienne : s.n., 1997. p. 7.

[47]. **Maler, A.L..** Les Phénols. [Thèse]. St Etienne : s.n., 1997. p. 8.

[48]. **Maler, A.L..** Les Phénols. [Thèse]. St Etienne : s.n., 1997. pp. 8-9-10.

[49]. **Maler, A.L..** Les Phénols. [Thèse]. St Etienne : s.n., 1997. p. 11.

[50]. **Maler, A.L..** Les Phénols. [Thèse]. St Etienne : s.n., 1997. pp. 13-14.

[51]. **Maler, A.L..** Les Phénols. [Thèse]. St Etienne : s.n., 1997. pp. 14-15.

[52]. **Meliene, J. P.** *Dictionnaire de l'Académie française.* s.l. : Libraire-éditeus, 1835. p. 416.

[53]. **Michel, F.** *Consignation Déconsignation.* s.l. : Ptolémée, 2010. p. 8.

[54]. **OPPBTP.** Equipements de protection collective. *OPPBTP.* [En ligne] 2009. http://www.oppbtp.fr.

[55]. **pasteur, sanofi.** Accueil. *sanofi pasteur.* [En ligne] 2010. http://www.sanofipasteur.fr.

[56]. **pasteur, sanofi.** *Connaissance du procédé de purification du PNEUMO 23®.* 4e édition. 2008. pp. 4;2-3-4-5-6.

[57]. **pasteur, sanofi.** Fiche reflexe en cas de situations d'urgence. [Procédure]. 2008. p. 3.

[58]. **pasteur, sanofi.** Procédure de traitement des rejets Phénols léger. 2009. p. 6.

[59]. **pasteur, sanofi.** Utilisation, entretien et contrôle ds bassins d'homogénéisation et de neutralisation des eaux résiduaires. [Procédure]. 2008. pp. 6-7.

[60]. **Peter, K. Vollhardt, C. Schore, N.E..** *Traité de Chimie organique.* 4e édition. s.l. : De Boeck Université, 2004. pp. 975-976.

[61]. **Peter, K. Vollhardt, C. Schore, N.E..** *Traité de Chimie organique.* [éd.] De Boeck Université. 4e édition. 2004. p. 999.

[62]. **Peter, K. Vollhardt, C. Schore, N.E.** *Traité de Chimie organique.* [éd.] De Boeck Université. 4e édition. 2004. p. 1000.

[63]. **Petit, J.M. Domier, G.** Incendie et lieu de travail. *Inrs.* [En ligne] 2003. www.inrs.fr. ED 5005.

[64]. **Quebec, Réseau de recherche en Santé et Sécurité au.** Numéro EINECS. 2009.

[65]. **SEP.** Matériel de consignation. *La Signalisation de sécurité.* [En ligne] 2010. www.sep-sa.com.

VU, LE PRESIDENT DU JURY

CAEN, LE

VU, LE DIRECTEUR DE L' U.F.R.

CAEN, LE

ANNEE DE SOUTENANCE : 2010

NOM ET PRENOM DE L'AUTEUR : CAVEY Tiphaine

TITRE DE LA THESE : La Consignation dans l'Industrie Pharmaceutique à travers un exemple : le Phénol

RESUME :

L'Industrie est une source considérable de risques tels que des risques chimiques (exemple du Phénol, toxique et corrosif), biologiques, mécaniques, électriques...La Sécurité dans l'Industrie Pharmaceutique a toujours existé, cependant, les moyens de « sécurisation » n'étaient pas les mêmes. Une amélioration remarquable de la Sécurité est en vigueur depuis plusieurs dizaines d'années grâce à des méthodes d'analyse de risques, de gestion de la Sécurité et d'innovations en terme technique. Toutefois, le nombre d'accidents dans les Industries reste encore trop élevé, justifiable par plusieurs éléments :

- L'augmentation de Production et de taille des Industries
- La concurrence
- La pression des autorités de Santé
- La modernisation et la complexité des équipements
- Le manque de temps dédié à la formation

Quand les méthodes d'analyse et de gestion des risques ne sont plus suffisantes, nous faisons appel à d'autres techniques telles que la consignation. Elle permet de sécuriser installations et équipements afin de réaliser en toute sécurité les interventions ou opérations de maintenance relevant de trois types : fluides, électrique ou mécanique. Ainsi, la consignation constitue une succession d'opérations destinées à assurer la protection des personnes et des installations contre les conséquences d'un maintien accidentel ou d'un retour intempestif d'énergie sur un équipement. Cependant, elle peut être contraignante dans sa mise en œuvre de part :

- Sa complexité (connaissance de l'équipement)
- Sa mise en place et sa difficulté à être exécutée dans l'urgence
- Le fait qu'elle peut ne pas se suffire à elle-même.

MOTS-CLES : Industrie pharmaceutique, Mesures de sécurité, Gestion du risque, Accidents, Prévention, Phénol

ADRESSE DE L'AUTEUR : 40 rue de l'épargne, 28000 CHARTRES

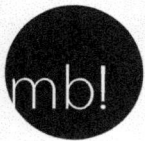

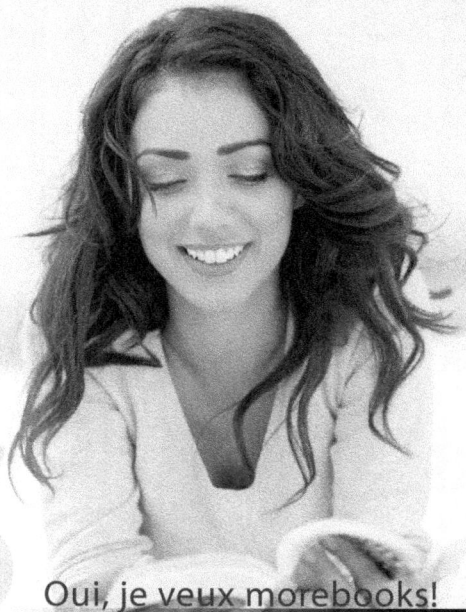

www.ingramcontent.com/pod-product-compliance
Lightning Source LLC
Chambersburg PA
CBHW021059210326
41598CB00016B/1262